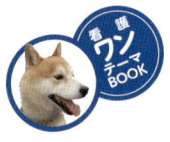

小林光恵 著

説明できる
エンゼルケア

40の声かけ・説明例

医学書院

はじめに

　ながらく慣例的に行われてきた死後処置は転換期を迎えました。
　死後の身体変化を踏まえた遺体管理法を取り入れ、保清や身だしなみの整えを基本として、ご家族の意向を重視し柔軟に添う方向が出てきたのです。これらは、「死後処置」ではなく「エンゼルケア」と呼ばれています。
　エンゼルケアでは、ナースのコミュニケーション力が重要となります。亡くなった患者さんのご家族は、臨終直後の対応にまつわる情報がほとんどありません。したがって、これまでの死後処置の問題点や、なぜ新しい対応が出てきたのかなど、必要な点をまずわかりやすく説明し、そのうえでご家族に「どうしてほしいのか」を考えていただかなければならない時代になったのです。
　当然のことながら、一方的な声かけや説明ではコミュニケーションになりません。ご家族のさまざまな疑問点に答えることができる用意があることが大切です。また、声かけや説明の言葉の端々に、話す側のスタンスや配慮が反映されますから、ナース自身があらかじめ、どういう理由で、何に重きを置き、どのようなエンゼルケアを提案したいのか、ケアする側の考え方をしっかりと理解・納得している必要があります。
　このように考えると、「ご家族への声かけや説明の言葉を考えること」イコール「具体的な死後ケアの検討」であるといえるでしょう。
　本書は、私の所属するエンゼルメイク研究会（p.58参照）が望ましいと考える死後のケアの流れや配慮すべき点を、「声かけ」と「説明例」として表現したものです。そのまま、あるいはアレンジしてみなさまの職場で活用していただけましたら幸いです。
　静岡県の榛原（はいばら）総合病院には、2002年からエンゼルメイクを含むエンゼルケア全般の検討において多大な協力を得ています。本書においても、

榛原総合病院のマニュアル「逝去時の看護」で紹介されている事例や検討成果を参考にさせていただきました。

　遺体管理学の伊藤茂さんには、エンゼルケアを考えるうえでなくてはならない死後変化についていつも教えていただいておりますが、それを本書でも随所に活かすことができました。

　また、医学書院看護出版部の白石正明さん、石塚純一さんとの出会いがなければ、エンゼルケアの「声かけ・説明」に注目した本書は生まれることはありませんでした。柔軟かつ熱心に本づくりを進めてくださいました。

　みなさまにこの場を借りて御礼を申しあげます。ありがとうございました。

2011年7月　小林光恵

エンゼルメイクとは

医療行為による侵襲や病状などによって失われた生前の面影を、可能な範囲で取り戻すための顔の造作を整える作業や保清を含んだ、"ケアの一環としての死化粧"。また、グリーフケアの意味合いも併せ持つ行為であり、最期の顔を大切なものと考えたうえで、その人らしい容貌・装いに整えるケアのこと。

エンゼルケアとは

エンゼルメイクを含む、死後ケア全般のことを指す。

目次

はじめに 002

01 臨終の告知直後 008
　コラム 生きているときと同様にご遺体を気遣う 011
02 お別れ（お過ごし）の時間 013
　コラム 現代のご家族の心身負担を考える 016
03 退院までの流れの説明 017
04 ご家族に参加をうながす 021
　コラム "触れる時間"としての死後ケア 025
05 点滴・チューブ類の対応 026
06 皮下出血 028
　コラム 声かけ・説明時の話し方 029
07 口腔ケア・眼内ケア／死後硬直のこと 030
08 清拭・入浴（シャワー浴） 035
09 死後の身体変化 037
10 体表面（皮膚）の乾燥傾向 041
11 皮膚の脆弱化 045
12 感染対策 047
　コラム 身体への「死」の印づけをどう考えるか 049

13	下半身に綿つめを行わないことについて	052
14	口や鼻への綿つめについて	054
15	手浴・足浴	059
	コラム　爪切りとマニキュアの効用	060
16	簡易シャンプー	061
17	髪の整え	065
18	更衣とならわし	067
19	ならわし全体について	068
20	手を組ませること	073
	コラム　末期の水について	074
21	腐敗と冷却	075
22	顔のエンゼルメイク全体について	078
23	男性の顔のエンゼルメイク	080
24	クレンジングマッサージとむしタオル	082
25	ファンデーションとパウダー	086
26	チーク	088
	コラム　アイブロウ（眉）	090

27	アイラインとマスカラ	092
28	リップクリームと口紅	093
	コラム その人らしくエンゼルメイクするには	095
	コラム 顔のエンゼルメイクの基本手順	096
29	顔にかける白い布	097
30	退院後の葬儀関係業者のサービスについて	099
31	病室から迎えの車までの移送（霊安室仕様の有無も含め）	100
32	お見送り	102
	コラム コストに関する知識	104
33	開口への対応	105
34	目蓋が閉じにくい場合	108
35	入れ歯が入らない場合	110
36	黄疸がある方に	112
37	顔面のうっ血	115
38	顔面腫瘍・傷・潰瘍／チューブ痕	116
39	褥瘡のある方に	118
40	るいそうの方に	120
	コラム 人工肛門・胃ろう・ペースメーカーはどうするか	122
	付録：退院時文書の活用	125

表紙・本文イラストレーション　大高郁子
装丁・本文デザイン　加藤愛子（オフィスキントン）

説明できるエンゼルケア
40の声かけ・説明例

01 臨終の告知直後

> ....（無理に声かけをしない）

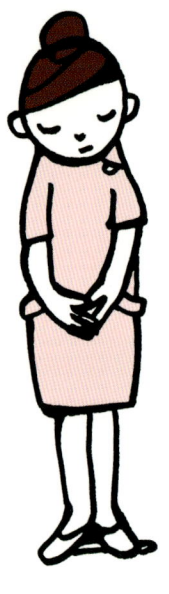

　主治医が臨終を告げて頭を下げたとき、看護師も、亡くなった患者さん、そしてご家族に向かって心をこめて丁寧にお辞儀します。言外のコミュニケーションを意識し、ご家族との関係によっては、肩に手を置いたり、背に手を当てたりするのもいいかもしれません。ただ握手は、祝福や達成のイメージとなりご家族の心境に添わない場合があるので、基本的に避けたほうがいいでしょう。

不用意な言動に注意する

　「あなたのお気持ち、よくわかります」「おつらいでしょうね」などの声かけに対し、ご家族から「どうしてあなたにわかるの？」という声が返ってきたケースがあります。ナースがどんな言葉をかけたとしても、ご家族はその言葉に温度差を感じてしまう可能性がありますので、不用意な勇気づけやねぎらいの言葉は避けるのが望ましいでしょう。
　厳粛でデリケートな場面であることを示しているエピソードがあります。高齢の男性Ａさんが亡くなった際、受け持ち医がPHSでその時刻を確認してご家族に臨終を告げたそうです。その場に居合わせたＡさんのお孫さん（青年）が、携帯電話で時刻を確認したことについて、「大事な人の臨終の厳（おごそ）かな場面であるにもかかわらず、軽く扱われている」と感じたようです。時を経ても悔しさが消えなかった青年は、そのことを新聞に投書したのでした。

医療者は感染予防の観点からも腕時計はしない場合が多いため、この医師も日常でPHSを時計がわりにしていたのでしょう。たしかこの投書は2000年ごろのことで、Aさんが亡くなったのはそのさらに数年前です。携帯電話が一般に普及しはじめたころなので、青年にとっては軽いイメージがあったのではないでしょうか。

　臨終時の場面については、あとから思い出すご家族が多いようです。そのときはあっという間に過ぎても、後日繰り返し思い返し、場合によっては、つらく感じた、残念に感じたという思いが増幅されることもあるでしょう。

　想像するに、前述の投書した青年は、医療者とのコミュニケーション不足により、おじいさまが大切に扱われていない感触につながるような疑問や誤解がもともといくつかあったのではないでしょうか。そのなかで、PHSのことが象徴的なこととして印象に強く残ってしまったのではないかと思うのです。医療者の対応全体の印象が悪くなければ、PHSのこともつらい印象としては残らなかったかもしれません。

　しかし、ご家族に一挙手一投足を注目されていると意識しすぎると過緊張がもたらされ、かえって対応がぎこちなくなってしまうおそれがあります。あらかじめ対応のあり方をこまかく検討しておき、そのときになったら「ご家族の眼にどう映っているか」ではなく、「丁寧に心をこめて」を意識して接するほうが、自然で温かな印象になるのではないでしょうか。

ナースが立つ位置を検討する

　エンゼルメイク研究会の協力病院である榛原総合病院では、エンゼルケアのさまざまな場面についてロールプレイングなどを通して検討しています。臨終の告知時のナースの立ち位置変更も、その成果の一つです。

　それまでは主治医側、つまりベッドをはさんで家族と対面する位置に立ち、主治医とともに患者さん、そしてご家族にお辞儀をしていましたが、検討後はご家族の傍らに立つようにしました。ご家族を支える立場

であることを表し、疲労やショックで倒れそうなご家族にすぐに対応したり、肩や背中に自然に触れることもできる位置として、です。

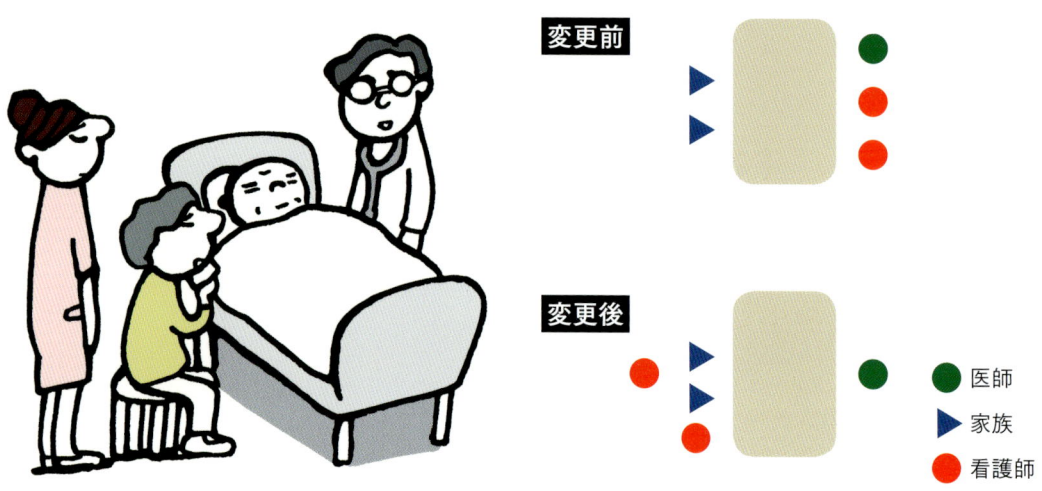

　また、ある病院の救急外来では顔の汚れが取れ表情が穏やかになるクレンジングマッサージの様子をご家族がよく見えるように、ナースは患者さんの頭頂部に立って行っていると聞き、同病院ではその点もロールプレイングを行って検討しました。その結果、頭頂部ではなく、それまでと同様のベッドサイドに立つことになりました。「頭頂部に立って行うのは、患者さんを見下ろしているような不自然な感覚が生じるから」「いままでどおり患者さんと向き合う位置で接したい」などが理由です。

　これは、時間をかけてディスカッションして出した結論──「患者の○○さんは、亡くなっても○○さんに変わりない。生きている患者さんと亡くなった患者さんを基本的に区別しない」──と通ずる考え方です（次頁コラム参照）。頭頂部に立つことがよくないというわけではなく、考え方次第だと思います。

　みなさまも、臨終時とその直後の場面について、ロールプレイングなどを通して、職場としての考え方と具体的対応を細部まで検討してみてはいかがでしょうか。

生きているときと同様にご遺体を気遣う

　日本人は、「寒くないか」「痛くないか」「苦しくないか」と、生きているときと同様にご遺体を気遣う傾向にあるようです。特にご家族などの近親者は、臨終の告知を「情報」として受け取っていても、心の中では生きているときと同じ感覚でご遺体を見ていることが、多くのご家族の言葉からわかってきました。

　たとえば、ナースの細やかな声かけや説明がきっかけとなって、ご家族から「冷やしたら寒くてかわいそう」「鼻に綿をつめたら息苦しそう」などの言葉が聞かれたのです。また、遺体らしい外見（p.49 コラム「身体への「死」の印づけをどう考えるか」参照）にすることに対し「手は組ませないでほしい」「顔に四角い白い布はかけないでほしい」などの声も聞かれました。

　それらを受けて榛原総合病院では、「亡くなった患者さんに、看護師はどういうスタンスで接したらいいか」というディスカッションをはじめました。また、そのころ、次の点も整理できました。

★死後ケア時の感染対策は標準予防策でよい（つまり、いままでのように毎回必ず予防衣、マスク、手袋を使用しなくてもよい）。
★遺体らしくする"ならわしごと"は葬儀社が後からでも対応できる。

　これらも加味して議論が進み、次のような結論が出たのです。
《亡くなっても患者の○○さんに変わりない。だか

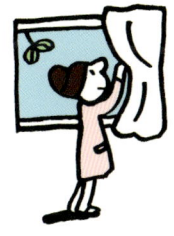 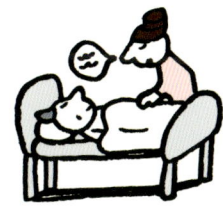 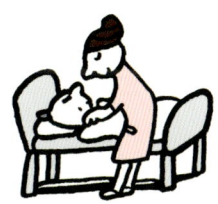 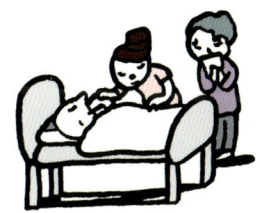

ら、生きている患者さんと基本的に区別しない。できるだけ生きているときと同様の接し方にする》

　この考え方は、その後、死後ケアのあらゆる場面を判断する際のベースとなりました。たとえば亡くなった人の身体の整えは、以前のような死後処置ではなく「○○さんの退院のためのご準備」という発想になりました。また、霊安室の使用についても違和感が生じ、その後、基本的に使用しない方向になり、ご家族の反応もよいものでした。

　死後ケア時に「生きているときのように接する」のか、あるいは「遺体として生きている人と区別した接し方にする」のか──その考え方の違いは、動作や声かけの端々にあらわれます。

　"生きているように"なら、苦痛のない姿勢をと配慮したり、身体を動かすときに「右側が下になりますね」などと本人に声をかけたり、むしタオルを身体に当てるときには「熱くないですか」という言葉が自然に出てきます。

　そのような対応ぶりは、"生きているように見ている"ご家族の感覚に添うことになり、ひいてはそれが「人として大切に扱ってくれている」という印象につながるのではないでしょうか。

お別れ（お過ごし）の時間

> しばらくの時間、みなさま（ご家族のみとは限らないため）でお過ごしください。ナースステーションにおりますので何かございましたらお声をかけてください（ナースコールを押してください）。

　雰囲気によっては「ナースステーション……」以下は省略してもよいでしょう。

> 器械類やお口に入っているものを、取り外してよろしいですか？

　ご家族が患者さんに近寄りやすくなるように、ものものしい器械類をベッドから遠ざけスペースをつくります。次に、お顔を見ながら過ごしていただくために、人工呼吸器や輸液ポンプなど大きなものを外します。挿管チューブなど口に入っているものも、ご家族に了承を得てから外します。バルーンカテーテルやドレーンチューブ、IVH など顔以外についていた器材は清拭時などに外すとよいでしょう。
　なお、ご家族はお疲れのことも多いので、椅子やソファなどの配慮もします。
→ p.16 コラム「現代のご家族の心身負担を考える」参照

▶いつまでこうしているのかと時間を聞かれたら

> 30分後くらい経ちましたら（〇時ごろに）、お声かけします。

　時間配分を知って過ごしたいご家族もいらっしゃいます。悲しいながらも、誰かへの連絡や今後の段取りのことが頭に浮かんで、気が急くご家族も。時間のことを聞かれなくても、必要だと感じたら伝えるといいでしょう。

▶事情があるなどして早く帰りたいという場合

> もちろん無理にとは申しません。ただ、ご退院後（在宅の場合は「今後」）は、ご本人とみなさまだけで静かにお過ごしになる時間がとりにくいかもしれませんので、私どもとしては少しでも水入らずでお過ごしいただきたいと思っております。

　ご家族のご都合にあわせて対応します。清拭などエンゼルメイクの時間をとれない場合もあるので、それも含めて相談し調整しましょう。押しつけにならないよう注意しながら、ご遺体に接する貴重な時間、それも臨終直後のかけがえのない時間であることを伝えます。
→ p.25 コラム「"触れる時間"としての死後ケア」参照

余韻の時間をもつために

　これまで多くの臨床では、この時間帯を「お別れの時間」と呼んできたようです。しかしここでのほんの30分程度は、長いお別れのうちのほんの一場面ですし、「お別れ」という言葉に急かされていると感じるご家族もいるので、適当ではないかもしれません。
　慌ただしくお帰りの準備を始めるのではなく、せっかくのこの時間を生の余韻を感じる時間帯として位置づけてはいかがでしょうか。水入ら

ずでお過ごしいただくこの時間に呼び方がないと業務上困るなら、「お過ごしの時間」などとしてはどうでしょう。

「医師から臨終の言葉があった途端、点滴だの心電図だのをさっさと外している様子が、仕方ないと思いつつも、事務的に処理されているような気がして残念でした……」

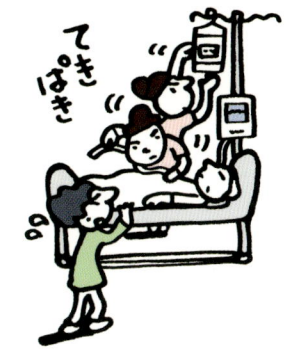

このように語る人は少なくありません。この"余韻の時間帯"をとることができず、すぐに身体の整えをして霊安室に向かう、という職場もあるでしょう。その場合でも、「ご家族が慌ただしくて残念に感じているかもしれない」と心に留めて対応するのが大事だと思います。思いが所作にあらわれますから。

また、どうしてもこの時間がとれないのなら、その後の保清や着替え、つまりエンゼルメイク時になるべくご家族に参画していただき、より多く患者さんに接する機会を持っていただくように検討していただきたいです。

この時間を1時間ほどとるのが定番の施設もあるようです。その場合は、口腔ケアと腹部冷却のみ早めに対応したほうがいいでしょう。患者さんによっては死後1時間程度で顎関節の硬直が始まる方（p.31 参照）や、腐敗が早い段階で急激に進む方（p.76 参照）もいらっしゃるからです。

現代のご家族の心身負担を考える

　病人の世話をし、看取り、おくる。それらを行うご家族の心身負担を考える際には、次のような現代の傾向を加味する必要があるでしょう。

📍 負担を分担する家族人数が少ない

　家族の人数が少ないので、労力や金銭（医療費も）などを多人数で分担できず、1人当たりの負担が大きくなります。

📍 当人と別に、場合によっては遠距離に住んでいる

　遠距離に住んでいると、面会するにしても大仕事となります。重体のときに駆けつけるのも、臨終のあとのご遺体の搬送なども、さまざまに負担が大きくなります。

📍 経験がない、助言者が少ない

　核家族化で、近親者を看取り、おくるのがはじめての経験であることが多くなりました。地域の共同体の消失によって、近所のご意見番のような存在がいなくなり、「こうするものだ」という助言や「それでいい」と断言してくれる人もいません。また、かつては地域の共同体が通夜や告別式の準備や進行を担ってくれましたが、それがなくなったため、ご家族が葬儀業者のサービスを受けながら進めるようになりました。葬儀業者からサービスの案内を詳細に受けたとしても、その選択に不安と迷いが伴うことになります。

📍 本人に代わって難しい判断をする

　存命中でも本人が判断できない状態になると、手術をするかしないか、在宅か入院か、延命はどうするか、臓器提供はどうするか等々、本人に代わって家族が悩みながら難しい判断をすることになります。それはのちのち、「あれでよかったのだろうか」という疑問や不安を残す場合があります。

　このような状況から、臨終を迎えたときには、心身を消耗しつくしてヘトヘトというご家族もいらっしゃいます。とはいえ、大家族と地域の共同体が機能していたころのほうが楽だったのかといえば、そうは一概に言えないでしょう。大変さの質が変わっただけで、昔はさまざまなわずらわしさがあったことは想像できます。ただ、いまよりも、看取り、おくる実務への不安は少なかったのは確かでしょう。

03　退院までの流れの説明

> これから、ご退院までの流れについてご説明いたします。どなたにお話すればよろしいでしょう。

　説明はキーパーソンとなる方が望ましいですが、状況によって、その場で話しかけてもよさそうな方に声をかけます。

> では、私にお願いします。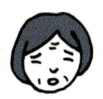

　着替える衣服の準備やお帰りの時間などについては、早めに打ち合わせておいたほうがよいので、全体の流れの説明時に声をかけます。

> ※ご本人に代わって（p.20参照）おからだをきれいにしたり、着替えなど身支度をしたあとにご退院です。ご希望の着物や洋服（○○さんのお召し物）がありましたらご準備願います。ご本人が気に入っていたものやユニフォームなどもよろしいかと思います。

　取りに戻れる状況なのか、誰かに連絡して持ってきてもらうのか、施設とご自宅の距離などの状況にもよりますが、ここでは取りに戻るとして言葉にしています。ご希望の衣類を準備するのに時間がかかる場合は、帰宅してからあらためて着替えていただく（帰宅してからでも着替えは可能。p.30参照）として、さしあたり退院のための衣服をご準備いただきます。

衣服や化粧品や末期の水（水ではなく、ジュースやビールなどご希望の飲み物を末期の水として使っている現場もある→p.74）など、臨終前にあらかじめご希望のものの準備について声かけをする場合は、p.71 参照。

▶搬送の方法について

どのように（どんな方法で）お帰り（お連れ）になりますか？

ご家族は「搬送」という表現につらい印象を持つことがあるので、ここでは避けています。

どのようにって、普通、どうするんですか？

葬儀社が準備する専用車でお帰りになる方が多いですが、自家用車での方もいらっしゃいます。

え？　普通の車で連れて帰ってもいいんですか？

はい、問題ありません。

死亡診断書を持っていれば自家用車や白ナンバーの寝台車でお帰りになっても問題ありません。自家用車で、亡くなった人をご家族が抱きかかえるようにしてお帰りになるケースもあります。
診断書がないまま検問に遭遇した場合、死体遺棄の疑いをかけられか

ねないようです。ちなみに、緑ナンバーの霊柩車など遺体搬送の専用車は死亡診断書がなくても問題なし。

　死亡診断書については、言葉がもたらす印象を考えて、この時点ではあえて言葉にせずともよいと考え、省いています。問われた場合に答える形でよいと思います。

> 迎えに来てもらうのは何時にしたらいいでしょう？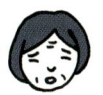

> 清拭や着替えなど退院のご準備の時間を入れて、○時ごろとお伝えいただくといいと思います。

　ナース側がおよその時間を見積もることができるので、それを伝えます。お迎えの葬儀社に待ってもらうのは料金が発生する場合があります。また、一度きりの最期の看取りの場面が、お迎えの時間に合わせて、あるいは車を待たせているために慌ただしくなるのは残念です。

　ひととおりの退院の準備を行った場合の時間を伝えていることを示すために、ここでは時間だけではなく下線部分も入れています。

死後ケアも「セルフケアを補う」という発想で

　エンゼルメイク（保清など外見の整え全般）を含む死後ケアの基本姿勢の検討においては、ドロセア・オレムの看護論が参考になると思います。オレムは、「人間はセルフケアする存在であり、病気の人間はセルフケアできなくなった存在である」とし、「セルフケアの不足を補うのが看護」だとしました。

　死亡診定された人はセルフケアがまったくできなくなった状態であり、その代理を行う、または代理をする家族のサポートをするのが死後ケアであると考えると、具体的かつ自然にケアを発想できるように思い

ます。
　たとえば、なぜご遺体を「その人らしく」整えるのでしょうか。ご家族の望む方向であることはもちろんですが、もしご家族縁者がいない場合でも、「その人らしく」整えるのは、ご本人に代わって行うのだと説明がつきます。本項冒頭の※印「ご本人に代わって」は、その姿勢を言葉にしていますが、あえて言葉にしなくてもいいでしょう。

04 ご家族に参加をうながす

> これからおからだの清拭や着替えをさせていただきます（よろしいでしょうか）。

　頻繁に「よろしいでしょうか」と確認するのはマニュアルめいてしまうので気をつけたいですが、ここでは具体的なケアのはじまりとして、これから了承を得ながら進めていくことを示すために意識的に入れています。

　また、ご家族が「やらなくていい」と拒否をするタイミングとしても、この言葉を入れています。「よろしいでしょうか」と言葉にせずとも、多少の間をとって、ご家族が言いやすい状況をつくるのもいいでしょう。宗教（たとえばユダヤ教）によっては、死後の身体は宗教で定められた特別な人以外には清拭や更衣はできない場合もあります。

> どなたかこのままご本人のそばにいらしていただきたいです。お願いします（ご同室お願いいたします）。

　ご家族のどなたかに説明・相談しながら、そして了承を得ながらでなければ進めることができないという姿勢を言葉にします。すでにいったんご家族が室外に出ていた場合には下線部を（　）内のように言います。

> お一人になるとご本人が寂しいかもしれませんので、どなたか付き添われませんか？

　　これは榛原総合病院のマニュアルに記載されている声かけ例です。

　　▶「何かやらなければならないんでしょうか」「どうしていればいいでしょうか」「こういう場、はじめてなので」など、戸惑いが見られたら

> お座りになっても、近くでご覧になっていただいていてもかまいません。

　　自分が無理に何かを行わなくてもよいのだ、と安心していただきます。実施のうながしは、清拭や更衣を行う直前、もしくはナースが行うのを少しご覧いただいてから声をかけます。

　　▶「わかりました。でも……」と、誰と誰がいればいいかな、などご家族同士で顔を見合わせたり戸惑うような様子なら

> 最初から全員ではなく、おからだを拭き下着をつけるまではもっとも近い関係の方、洋服や着物を着ていただく段階にはお孫さんやみなさまも、そしてお顔を整えるときに全員の方にお入りいただく、という流れもよろしいかもしれませんね。

　　裸を目にすることになる清拭には誰が入るのか、そのあとの段階には誰まで入るのか──退院までの流れを説明したキーパーソンに、その調整を考えていただくように声をかけます。
　　部屋のつくりや広さによっては、ご本人のすぐそばにいらしていただく方以外は、退出ではなく室内の足もとやベッドから少し離れた場所のソファなどで過ごしていただきます。その際、キーパーソンが順次彼ら

にも声をかけるようにうながすとよいでしょう。

> これから退院まで一つひとつ行うことにご承諾いただきながら進めるのは、かえってわずらわしいことと思いますのでそれは省略します。してほしいことや、してほしくないことなどお気づきの点は、どうか遠慮なくおっしゃってください。

　このことをはっきり伝えておけば、毎回「行ってよろしいですか？」と言葉にする必要がなくなります。できるだけ早い段階に、伝えておきたいことです。

声かけが不可欠の時代になった

　これまでの参加の声かけは「ご一緒になさいませんか？」が定番でした。しかし、現在のご家族は、経験も情報も乏しく、具体的なイメージを持ちにくいようです。清拭や着替えを一緒に行うことが最期の看取りの貴重な場面になりうることや、儀式の準備の雰囲気がまだ訪れていないかけがえのない場面であることなどを知りません。

　そのため「ご一緒にと言われても」と困惑したり、気持ちが引けてしまい、「しなければいけないんですか？」「普通、一緒にやるものなんですか？」といった声が聞かれる場合もあります。それほどに、死をめぐる一連の場面を知らないのです。

　また、臨終後の身体には勝手に触れることはできない、遺体の扱いは決まった方法があるから自分たち（家族）の希望は述べることはできない、と思っているご家族もいます。

　ですから、もちろん無理強いはしないとしても、参加をうながし、誘(いざな)う声かけが必要だと私は考えています。ご家族が「自分たちがこの場面

において中心の存在であり、口をはさんだり、手を出してもよいのだ」と感じるような接し方や言葉選びも大切です。

　従来の死後処置の流れでいったん退室していただいたご家族から、「医療者だけで一体何をやっているのだ」「どんなことをしているのか全部見届けたいのに」という声が最近では聞かれることがあります。時代の変化で医療に対する感覚が変わった面があるのでしょう。その点から考えてもご家族への参加の声かけは不可欠です。

"触れる時間"としての死後ケア

時代の変化で、直葬(ちょくそう)サービスを選ぶご家族も増えているようです。直葬とは葬式をしない葬儀のことで、通夜や告別式を省略し火葬のみを行う形です。荼毘葬(だび)、炉前葬(ろまえ)などとも呼ばれています。葬儀関係の雑誌記事（2009.11）によると、全国平均で1割、都内では2〜3割が直葬を選んでいるとのことです。

この数字は、急激に利用者が増えていることを示し、価値観の多様化、不況などが関係しているとされています。コラム「現代のご家族の心身負担を考える」(p.16)であげた要素なども関係しているのかもしれません。

直葬の是非はさておき、死後ケアを考えるうえで注目したいのは、通夜・告別式を行うときと比べて、直葬は圧倒的にご遺体と接する時間・機会が少なくなることです。通夜や告別式を営む時間のなかで、ご家族は顔を見ながら身内で話したり、場合によっては化粧を直したり、冷たくなった肌に触れたり、手の位置を直したり、何かを話しかけたり、遺影と最期の顔を見比べたり……などなど、悲嘆を表出する機会やきっかけを得た人もいたのではないでしょうか。

直葬のような動きが増えていることを含んで、死後ケアのありようを検討することも大切かもしれません。

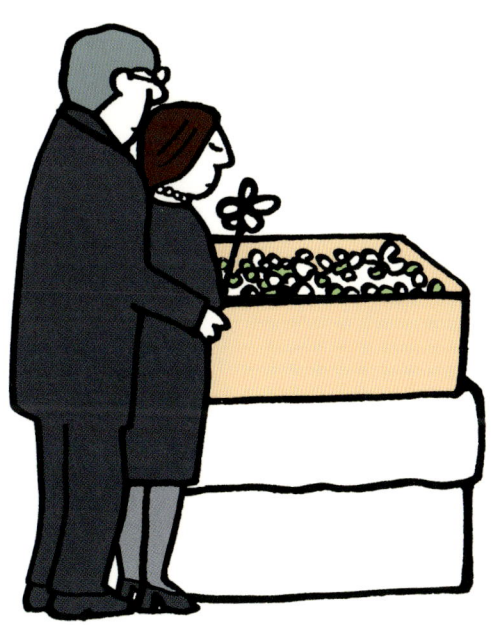

05 点滴・チューブ類の対応

> おからだをきれいにする前に、カテーテルやチューブ類を取り外します。まず、鼻から入っているチューブを抜いてよろしいですか？

　チューブ類は頭部から足もとの順に抜去していくのが望ましいでしょう。全身清拭の順序に沿う対応が、生きているときと同様に見ているご家族にとって丁寧で自然な印象なのではないかと思います。また、足もとのほうから抜去するのは普段と逆に足もとからご遺体を拭く「逆さごと」としての清拭を連想したり、ぞんざいな印象につながる場合があるのではないか、と考えるからです。

　ここでは、鼻チューブから抜去することとしました。できればひとつずつ、ご家族に了承を得るような形で声をかけていきます。時間の関係などで同時に何箇所も抜去する際にも、了承を得る言葉をかけながら（あるいはその態度で）できるだけ丁寧に行います。

つらい印象を持つ家族も

　治療のイメージの強い点滴やチューブ類を外すことに、臨終の告知に似た印象を持つ家族もいます。

　「さっさと抜かれた」とつらい印象として残る可能があるので、ここでは「よろしいですか？」と了承を得て行ったほうがよいでしょう。「抜かせていただきます」と言いながらご家族の顔を仰いで了承を得るよう

な形でもいいでしょう。

　胃チューブについて、「それを抜いたらご飯がもらえなくなってしまうから抜かないで！」と強くおっしゃったご家族もいました。

　また次項にあるとおり、ご遺体は止血しづらく皮下出血を招く場合があるので、血管カテーテルは抜かずにガーゼ保護してお帰りいただくケースも出てきます。

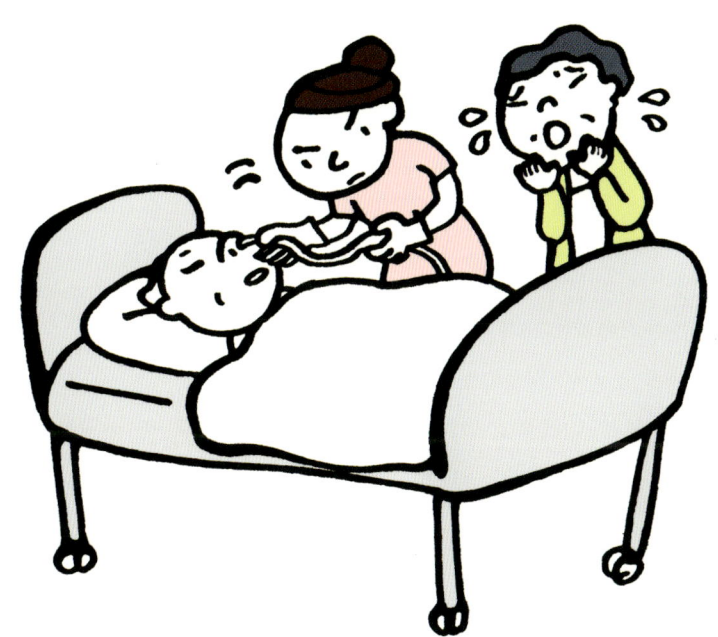

06 皮下出血

> 息を引き取ったあとは、針やカテーテルを抜いたところに皮下出血が起きやすいので、しっかり固定させていただきます。

大きく盛り上がり赤紫色になることもある

　死後は、血流が消失し停滞や滞留が生じて血液が凝固するため、凝固因子が消費された状態になり、血液凝固機能を失った血液による出血傾向となります。そのために、IVHや留置針などの抜去部からは、凝固機能を失った血液が少量ずつじわじわ（心拍動の圧がないため）と持続的に出血することになります。その結果、頸部や手甲などに広く皮下出血が起きます。場合によっては盛り上がるほどになり、その後その部位は赤紫色に変色し、ご家族が困惑し問題になることがあります。

　ご遺体の皮膚は刻々と脆弱になるため、圧迫は避けるのが望ましいのですが、カテーテルや針の抜去部位は、しっかりと圧迫固定（それもタンポンや綿球などの点圧迫ではなく面圧迫での止血）するのがよいようです。のちに皮膚の変色をカバーするなら、変色の色に近い色のファンデーションを肌色に混ぜたり、下地として使用します。

　なお、皮下出血が起きやすいのは、高齢女性、血液内科疾患、重篤な肝機能障害などの方で、よく起きる部位は、側頸部、手背部、足背部の血管表在部位です。

声かけ・説明時の話し方

　行うことや流れが決まっていて、みながそれをあらかじめ了解しているお通夜や告別式などとは違い、ナースとご家族が十分にやりとりしながら進めていくのが大切なエンゼルケアの場面では、話す内容をたしかにご家族に伝える必要があります。
　そのための話し方のポイントを次に提案します。

●はっきりと発音

　ご家族の心痛を察し、声を出すのもはばかられる気がするのはわかります。しかし、弔問客がお悔やみを告げるときのようにもごもごと発音しては言葉の意味が伝わらず、相談しながら進めることができません。

●声は適度な大きさ

　小さな声は基本的に避けるべきでしょう。相手にとって聞こえづらいばかりか、室内にいらっしゃる別のご家族にとってはひそひそ話のように見え、「何か聞こえてはいけないことでも起きているの?」などの不安や疑念を呼ぶおそれがあります。
　とはいえ病室内から廊下にいらっしゃるご家族を呼ぶなど、相手と距離のある場所から発する声は大きくなりやすいですから気をつけましょう。声かけや説明をする相手との距離は「ベッドを囲む位置まで」程度を目安とします。ご家族が声を上げて泣いて悲嘆の表出をするのとは違い、ナースが大きな声を出すのは不謹慎な印象をもたらします。

●やや低めの声を意識する

　はっきり発音しようと力が入りすぎると、いつもより声が高くなってしまう場合があります。もちろん、自分らしい声の範囲内でのことですが、落ち着きのある穏やかな印象を与える低めの声を意識します。

●マニュアルを読みあげるように話さない

　時間が十分にとれず、早めに事を進めたいときなど、話し終わることが目的になり、独特な調子の早口になってしまうことがあります。一気に話さず、間を置きながら、気持ちをこめて話すよう心がけます。また、途中で話を止め「ここまでのこと、よろしいでしょうか?」「疑問な点はありませんか?」と確認するのもよいでしょう。

●いつもの話し方をがらりと変える必要はない

　別人になったように大幅に話し方を変える必要はありません。上記の点を少し意識する程度でいいです。地元の言葉でコミュニケーションをとっていたなら、エンゼルケアでいきなり標準語にしたりせず、いままでどおりのほうがご家族は安心して過ごすことができるでしょう。

07 口腔ケア・眼内ケア／死後硬直のこと

> これからおからだをきれいにいたしましょう。口と目の汚れは、早い段階でにおいのもとになることがありますので、口と目から。

患者さんによっては、死後1時間ほどで死後硬直によって顎関節が硬くなり、開口しづらくなります。口腔ケアは、保清のなかでいちばん早く行うのをおすすめします。

▶口腔ケアを始めるとき、ご本人に向かって

> ○○さん、お口の中をきれいにいたしますね。

口腔ケアは、①ガーゼなどで汚れを拭う、②水分を湿らせて拭う、③歯磨きの方法で行う、などできる範囲で行います。眼内は、目蓋（まぶた）の開く範囲でガーゼや綿棒を使って汚れをぬぐいます。目蓋が開きにくい場合は、綿棒を使ってできる範囲で眼脂を拭います。

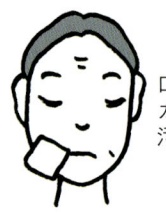
口腔内はガーゼなどで汚れを拭う

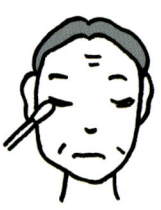
目元は綿棒などで汚れを拭う

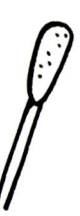

▶口腔ケア後、口が閉じにくい場合
（死後硬直が早いと考えられる患者さんは特に）

> これから顎のあたりから硬くなり、口が閉じにくくなると思われます。閉じる方法については、お顔や身体をきれいしたあとにご相談するとして、いまのところはタオルでこのように押さえておく対応でいかがでしょう。

　このあとに顔や身体の保清を行うので、この段階では、暫定的にタオルを丸めるなどして顎の下にはさむ対応としました。ご家族によっては、「無理に口を閉じてほしくない」と希望される場合があります。あるご家族は「亡くなったときに口が開いていたのなら、本人はそれが楽なのかもしれないから」とおっしゃいました。
「口を閉じたくない」というご希望に沿う対応→ p.105
いまのうちにしっかり閉じるのを希望された場合の対応→ p.107

> はい、そのやり方でお願いします。顎が硬くなるってどういうことですか？　どんなふうに硬くなるんですか？

> どなたにも起こることなのですが、硬直といって、徐々に筋肉が硬くなり関節などが動かなくなる現象です。あくまでも目安ですが、息を引き取ってから1時間から3時間後くらいに顎のあたり、その後上半身、下半身の順（下行性硬直）で硬くなります。そして、数日たつとそれが緩んできます（不可逆変化としての弛緩状態）。その関係で、はじめは閉じていたお口が、お帰りになってしばらくしたら開いてしまう場合があるのですが、それはこの硬直が緩む段階になったことが関係していることが多いです。

どうして硬くなるんですか？

筋肉内の物質が関係した自然現象です。硬くなり緩む時間や、硬さの度合いには個人差があります。○○さんのおからだはゆっくり全体に弱く硬くなると思われますが、顎のあたりは早く硬くなり、お口が開きにくくなる可能性があります。お口のケアを早めに行いましょう。

臨終前に下顎呼吸がみられた患者さんは、死後1時間程度で下顎硬直が発現することがあります。ここでは、そういうケースとしています。

▶急死された患者さんのご家族には

○○さんの場合、おからだの筋肉が早めに顎のあたりから全身へと硬くなり、ご帰宅後もしばらく続くと思います。ご帰宅後にお口や手足を動かす必要が出てきましたら、葬儀社の方に相談なさってください。

急死された方は、筋硬直が早く強くあらわれるとともに、長く続く傾向があります。

あなどれない口と目の臭気

　死後ケア時に行いたい臭気対策は、口腔と目です。
　これまでの口や鼻への綿つめは、身体内の腐敗臭の拡散を防ぐ目的で行っていた部分もあるようです。しかし、帰宅後早い段階で問題になるのは、身体内の腐敗臭ではなく口内や眼内の汚れがもととなる臭気です。

口腔内が汚れたままの方がお帰りになったところ、数時間で口から強い臭気を発してマンション内に充満してしまい、駆けつけたお見舞いの方に入室していただけなかったケースもあります。

　榛原総合病院では歯科衛生士の配置が十分なため死後ケア時に歯磨きを行いますが、できる範囲で口腔内の汚れを取る対応でいいでしょう。また、眼内の汚れも臭気の元になることがあるので、綿棒で目元を拭うか水で眼脂を洗い流すような対応がいいでしょう。

　死後ケア時に冷却を行っても帰宅後時間が経つと、残念ながら身体内からの腐敗臭が生じることがあります。その臭気については、葬儀関係業者に対応を任せる考え方でいいと思います。

死後硬直とその対応

死後硬直の流れ

骨格筋弛緩 →（死後3時間ごろ）顎関節 → 上肢 → 下肢 →（数日後）弛緩

　死後硬直の強度や、発現・持続時間には個人差があり、死亡時の患者さんのATP量に相関するようです。下の表を参照し、患者さんそれぞれのおよその発現状況を予測し、ご家族への説明に活かすといいでしょう。また、塩酸チクロピジン（パナルジン）を投与されていた場合は、かなり早い段階で死後硬直がみられるようです。

筋硬直の死亡前の関与因子

性別	男性＞女性	周囲温度	高い＞低い
年齢	青年期＞小児 壮年期＞老人	季節	夏＞冬
		死亡前の経過	急死＞長期闘病
筋量	筋の多い体型＞痩せ	全身痙攣	＋＞－
体温	高体温＞低体温（平熱）	下顎呼吸	＋＞－

伊藤茂『ご遺体の変化と管理』照林社、2009年、22頁

葬儀関係者は、たとえ強く硬直が生じていても、ご遺体の手足や口元を動かす技術と経験を持っています。帰宅後に衣服を宗派に合わせた着方に替えたり湯かんサービスを行うなど、死後ケア時に整えたご遺体を葬儀関係者が整えなおすケースが少なくないようですが、硬直があっても対応できるそうです。「私たちはどんな段階でもいくらでも動かすことができますよ」と葬儀関係者。つまり、儀式に向けた遺体らしい整えについても、あとからでも葬儀関係者が十分対応できるということになります。

　ある病院の救急外来での話です。舌を噛んだ状態で急死した方がいました。担当医もナースも露出している舌を口の中に納めてあげたいと考え、開口器を使ったのですが硬直のために開口できなかったそうです。たぶん、急死のためにすでに強く硬直がきていたのでしょう。この場合、死後硬直の経過や乾燥傾向などを配慮すると、たとえば次のようなケアの視点が出てくると思います。

> ★「時間が経つと顎が緩んでくるので、そうしたら舌を口の中に納めてあげてください」とご家族に説明する。
> ★露出している舌の乾燥が激しいと予想されるので、油分塗布、あるいは外気が触れないよう布類でカバーする。
> ★舌が露出している口元を目にするのがつらいだろうから、ご家族と相談してハンカチやタオルなどでその部分を覆う。

08 清拭・入浴（シャワー浴）

▶ご家族に

> おからだの清拭をさせていただきます。

▶そして、患者さん本人に

> おからだをお拭きします。むしタオルを当てます……熱くないですか？

▶その様子をご覧になっているご家族に

> ご一緒に拭いてさしあげませんか？

▶ご家族と一緒に拭きながら

> 最後にシャワーに入れたのは、○○日前でしたものね。

> ○○さん、次に背中を拭きますので、横向きになりますね、イチ、ニッ……。

> 皮膚が弱くなっていますので、あまり力は入れずに拭いて（洗って）さしあげてください。今後はさらに皮膚が弱くなりますので、強く圧迫したり、ごしごし拭いたりするのは避けたほうがいいです。

　シャワーの場合も、家族やご本人に「お湯をかけます」「洗ってさしあげませんか？」など声かけをします。

シャワー浴がおすすめ

　榛原総合病院の死後ケアでは基本的にシャワー浴を行いますが、これまでの全身清拭からシャワー浴に切り替える際には、ナースからさまざまな心配の声があがりました。「生きている患者さんと同じシャワー室で行うのは、生きている患者さんたちが嫌がるのではないか」「シャワー室に行くとき、亡くなった患者さんの顔を隠さなくてよいのか」などです。しかし、議論の末「亡くなっても○○さんに変わりない。だから基本的に区別した対応をしない」となり（p.11 参照）、生きているときと同様にシャワー浴を実施しています。ほかの患者さんから何のクレームもなく現在も続けています。

　保清効果が高いだけではなく、ご家族の大きな満足にもつながりますので、もっと多くの現場でシャワー浴実施の検討をしてほしいところです。担当医にシャワー浴への参加をうながすのもよいでしょう。

　清拭の場合はタオルを濡らすお湯に沐浴剤や入浴剤、あるいはアロマセラピー用エッセンシャルオイルなどを混ぜるのも入浴の雰囲気になりおすすめです。

09 死後の身体変化

▶説明のタイミング→清拭の開始時など、死後の身体変化の細かな点にふれる前の段階で

> ○○さん（「ご主人」「お父様」「お母様」など）のおからだは、これから時間の経過とともにいろいろ変化します。変化の仕方や度合いには個人差がありますが、いずれの変化も自然現象で、異常事態ではありません。

▶「変化って、具体的にはどんなことがあるんですか？」などの質問があったり、ご家族の様子からさらに説明が必要だと感じたら

> 血色がなくなったり、肌がとても乾燥したり、身体が硬くなったり、また身体の中で変化が始まったりなどいろいろありますが、それはおからだを整えながら順次、対応の仕方とともに説明させていただきます。

> いろいろ説明を聞いても、忘れちゃいそう。

> あとで不明な点が出てきたらお電話いただければご説明しますし、帰りにお渡しする文書にも説明がありますのでご確認ください。

これは、退院後にご家族から電話の問い合わせを受けるとした場合のコメントです。「電話か文書でわからないことを確認することができる」と思えることが、ご家族の不安や混乱を少なくします。

> でも、どうして、そんなにいろいろな変化が起きてしまうんですか？

> 生きるためのすべての機能が止まってしまい、身体を保つことができなくなるからです。たとえば肌は、身体の内側からの自力の保湿が停止しますから、乾燥する一方になります。

▶退院時に以上の説明ができず、帰宅後にご家族が遺体の変化に接して困惑したり不安になったりして電話してきたときには

> 驚かれたかもしれませんね。でも、ご遺体にいろいろな変化が生じるのは自然なことで異常事態ではないですから心配はありません。では、これから対処法をご説明しますね（それぞれの事態への対応法を具体的に説明する）。

遺体の変化についての知識がなく口ごもってしまったりすると、先方の不安や疑問が膨らみます。みんなで知識を共有し、対応法を確認しあっておくことが大切です。

身体に起こる主な変化

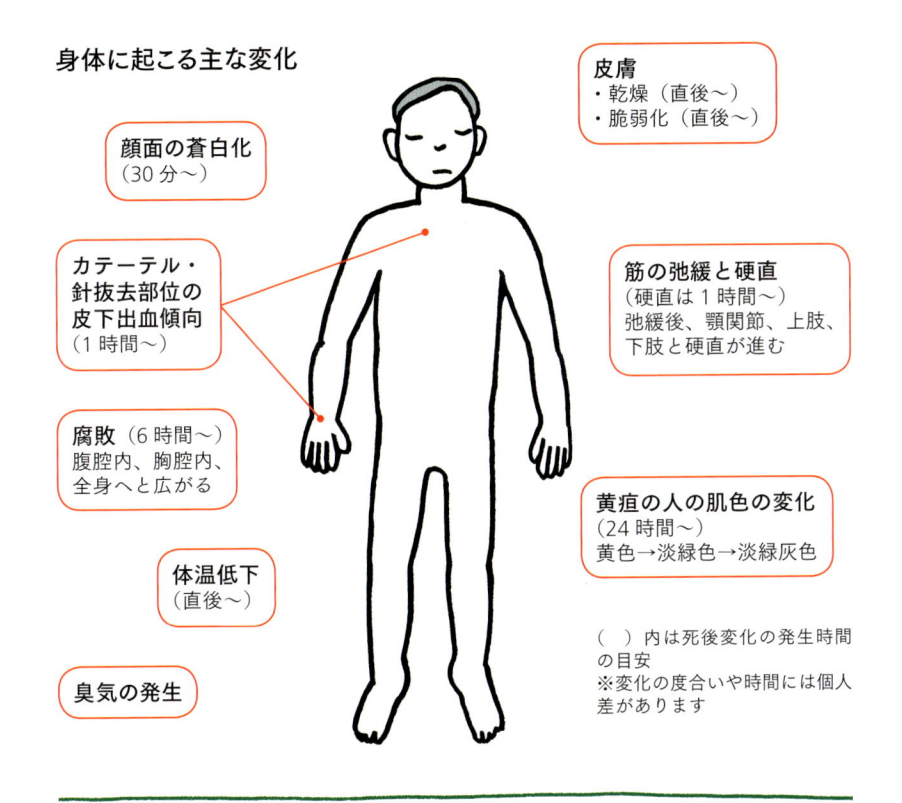

- 顔面の蒼白化（30分〜）
- カテーテル・針抜去部位の皮下出血傾向（1時間〜）
- 腐敗（6時間〜）腹腔内、胸腔内、全身へと広がる
- 体温低下（直後〜）
- 臭気の発生
- 皮膚
  ・乾燥（直後〜）
  ・脆弱化（直後〜）
- 筋の弛緩と硬直（硬直は1時間〜）弛緩後、顎関節、上肢、下肢と硬直が進む
- 黄疸の人の肌色の変化（24時間〜）黄色→淡緑色→淡緑灰色

（　）内は死後変化の発生時間の目安
※変化の度合いや時間には個人差があります

遺体が変化することを実感しにくい

　現在は一般に、死後の身体変化を目の当たりにする機会がとても少なく、それを実感しづらい状況です。理由としては次の点があげられるでしょう。

①隣組など近所の助け合いシステム（地域の共同体）の消失

　近所同士の協力システムがあったころには、そのうちの誰かが亡くなったなら、みなで集まって通夜や告別式の準備・運営・片付けなどを手伝ったため、ご遺体に接する機会が多少はありました。しかし現在はそのシステムのほとんどが失われ、遺体に接するのは「家族の死がはじめて」というケースが多いのです。

②核家族化

　核家族化により、祖父母の死に際して遺体に接する機会が少なくなり

ました。また、近所の助け合いシステムの経験を持つ高齢者が同居しておらず、遺体が変化しても「そういうものだ」と教えてくれる人がいません。

③目にふれないように配慮される

現在は、遺体の変化がなるべく人の目にふれないよう配慮されています。たとえば、告別式の最後に行われることがある「お別れの儀」では、参列者が会うのはきれいに整えた顔のみです。

顔はきれいに整えられていても、着物や花でカバーされている身体には、皮膚の変色などが起こっています。しかしそれは目にふれないよう配慮がされているので、変化を実感しにくいのです。

腐敗によって生じた水分やガスによって体腔内圧が高まるため、棺の蓋にふれるほどの腹部膨満が生じるケースもなかにはあるのですが……。

医療者を責める家族も

以上のような理由で、知識としては遺体が変化することを知っていても、実際に亡くなった家族のからだの変化に接すると驚いたり不安になったりするのです。喪失の直後で平静ではないことも加わって、困惑・混乱してしまいがちです。それがつらい印象として残り、その後のグリーフワークがうまくいかないこともあるかもしれません。

また、遺体がさまざまに変化することを知らないと、「数時間前まで担当していた医療者の対応が悪かったせいではないか」という発想に及ぶこともあり、それは医療側としても残念な事態です。

遺体は自然にさまざまに変化するものであることを伝える役割を、今後はケアする立場の人がしっかりと担っていく必要があるでしょう。死後の身体は不可逆的に変化をすることを、折にふれご家族に伝える必要がありそうです。

10 体表面（皮膚）の乾燥傾向

> 体の表面、つまり全身の肌などがこれから乾燥傾向になります。特に外気に触れるお顔やその周辺はかなり乾燥しやすいので、配慮が必要となります。

▶「かなりって、どのくらいの乾燥ですか？」という質問のほか、表情などからさらに説明が必要と感じたら

> たとえば顔のなかでは、くちびるが早く強く乾燥します。何もしなければ表面がかさかさするだけでなく、その後、茶色くなったり、水分が失われて、くちびる自体が薄くなってしまうこともあります。

　目蓋が閉じていない場合は眼球も急激に乾燥します。ただしその点についてふれるのは、目蓋が閉じておらず、その対応をするときのみでよいでしょう。

> そうならないようにするには？

> 油分を使います。くちびるにはリップクリームや口紅、ほかの肌にはクリーム類、それが手元になければオリーブオイルなどの油分をつければ、油膜ができて乾燥をおさえることができます。あとからでは間に合いませんので、早めに油分をつけるのが大切です。

> どうしてそんなに乾燥してしまうんですか？

> 私たちは水分を摂取しながら、常に内側から肌に保湿しています。それがなくなりますから、乾燥する一方となってしまうんです。

> 家族としては何に気をつけたらいいですか？

> エアコンの風がお顔に当たらないようにしたり、口紅やリップクリームを随時つけ足していただくのがいいと思います。顔全体の肌が乾燥しそうだと感じたときは、できれば油分を多く含んでいるクリームタイプのファンデーションを重ねるといいでしょう。

口紅やファンデーションについては、顔のエンゼルメイクを行うときに説明するとして、この時点では「乾燥しそうかなと感じたら、その部分に油分をつけ足していただければと思います」としてもいいでしょう。

「くちびるだけは油分をお願いします」と言われる理由

葬儀社の方に、「時間がないときでも、くちびるにだけは油分をつけ

ておいてほしいとナースのみなさんに伝えてください」とよく言われます。ご遺体の変化の仕方は不可逆的。変化する一方で、元の状態には戻らないということです。乾燥も変化のひとつですので、乾燥が進む前の早い段階の対応が必要になります。

　葬儀社の方が対応するのは、臨終直後ではなく、死後数時間後です。そのときまでくちびるに油分がついていなければ、乾燥が進んでしまい、それを元に戻すのは難しいのです。

眼球の乾燥、赤ちゃんの乾燥

　眼球が外気に触れていると刻々と乾燥し、表面がかさつくだけでなく、変色してしまうこともあるようです。それはつらい印象になりますから、目蓋が閉じていない場合はできるだけ早く閉じるようにします（閉じる方法や説明については p.108 参照）

　成人よりも水分量が多い新生児・乳児は、成人よりも乾燥が激しく、つらい表現ですが「干からびる」という状況になりやすいようです。身体、そして外気に触れる顔などにはたっぷり油分を使うのが望ましいでしょう。

　乾燥を防ぐため、葬儀社ではやむなくラップで包む場合もあると聞きました。榛原総合病院では、準備した手製のきれいな箱の中に赤ちゃんを寝かせ、蓋となる部分にラップをすることもあります。

冷蔵庫と解剖

　ご遺体の温度管理をするには冷蔵庫がベストですから、すぐに退院できない場合などのためにご遺体安置専用の冷蔵庫を設置している病院もあります。ただし冷蔵庫内は、乾燥傾向にあるご遺体の乾燥を助長する可能性があるため、湿度管理が大切になります。

　解剖後に体を閉じる際に、体腔内には紙類など乾燥物がつめられるこ

とが多いようで、それにより乾燥が強くなる可能性があります。顔をはじめ全身にたっぷり油分を使う、ご家族にも乾燥への対応法の説明を行う、などの配慮が必要です。

乾燥から革皮様化へ

　ご遺体の皮膚は脆弱です。髭剃り(顔剃り)により表皮が失われ真皮が露出すると、他の皮膚よりも急激に乾燥し、硬化し、変色し、「革皮様化」と呼ばれる状況になります。

　表皮が失われている傷なども革皮様化し、場合によってはその部分が収縮・変形しますので、外気にふれないようフィルム剤などで蓋をすることをおすすめします。

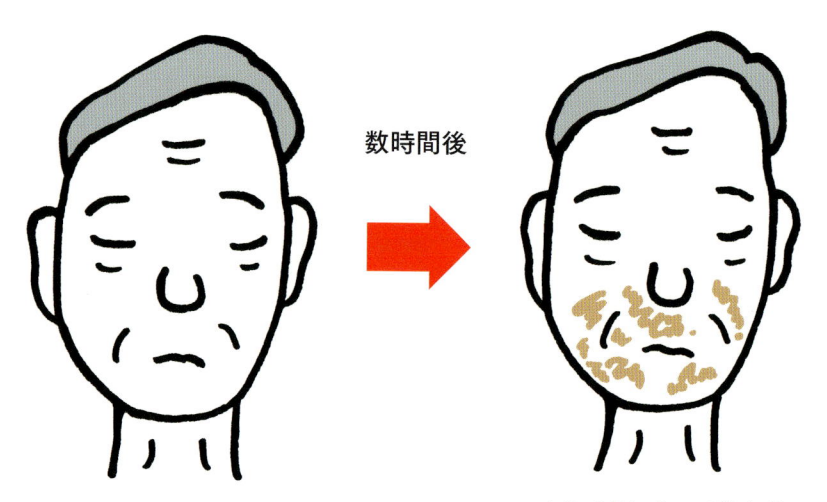

数時間後

カミソリによって表皮が失われた部分が、茶褐色の皮革のように変化する

11 皮膚の脆弱化

▶説明のタイミング→清拭やシャワー浴のときなどに

肌はこれからどんどん弱くなっていきますので、お帰りになってからも強い摩擦や圧迫を避けてください。

そんなにも急に肌が弱くなるものなんですか？

はい。強い圧迫によって、のちに赤黒い痕がついてしまったり、強くこすったら皮膚がむけてしまった例もあります。

さすったりするのもダメなんですか？

いえ、静かに触れたりやさしくさすったりするのは大丈夫です。身体を拭いたり洗ったりするのも、ごしごし力まかせに行うのではなく、そっと丁寧に行えば問題ありません。

生体と同じ方法ではダメ

　臨終後は皮膚も刻々と弱っていきます。血液の循環など生体機能が停止するため、皮膚の弾力も急激に失われていきます。そのため前項でふれたように、生体のときと同様の方法で髭剃りをすると表皮が削り取られ、ほんの数時間で革皮様化してしまうことがあるわけです。生体の頑丈な皮膚でしたら表皮に傷がつきにくいですし、もし傷がついたとしても剃刀負けと呼ばれる状況からやがては治癒していきますが、ご遺体の皮膚はそうはいかないのです。

　ご遺体の髭剃りや顔剃りは、クリームやシェービングフォームを必ず使用します。カミソリや電気カミソリをそっと皮膚に当てて剃り、終了後には油分をたっぷり塗布します。

　繰り返しますが、ご遺体は傷みやすい状態です。包帯で縛ったりして圧迫すると、その箇所が暗赤色に変色してしまいます。なお、縛ることについての私の考え方は「20　手を組ませること」(p.73)に書きましたので参考にしてください。

12 感染対策

▶標準予防策で対応することについて

> 医療では、どなたにも適応される標準的な感染防止策があるのですが、○○さんもその対応をさせていただきます。身体から発する血液や滲出液、尿やお通じなど、水分を含んだものにふれる際には、手袋を使用します。

> お帰りになったあとも念のため、血液や滲出液を拭う際には、お宅にあるゴムやビニールの手袋をつけてください。拭ったタオルやティッシュ、使用した手袋は、ビニール袋に入れて口を縛って捨ててください。

生前と同じ感染対策で十分

　基本的に、生体に比べてご遺体の感染のリスクは低くなると考えいいと思います。特にウイルスの場合、生体環境でなくなったことで死後の時間経過とともにリスクが下がります。

ご遺体からウイルス性疾患の感染がみられた例として、解剖業務従事者へのクロイツフェルト・ヤコブ病など報告があるようですが、これは濃厚曝露が伴ったことによります。年間100万人のご遺体を担当する葬儀業者で感染したという報告はほとんどないそうですから、生前と同様の感染対策（標準予防策）で十分でしょう。

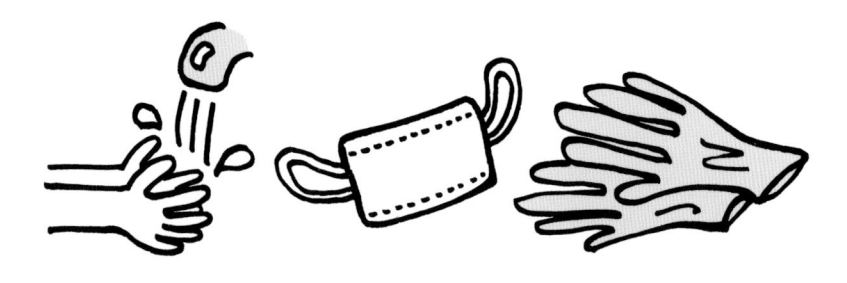

結核の場合はどうするか

　生前ガフキー5号の状態だった患者さんでも、死後は0号（新結核菌検査指針の記載法では2＋から−）の状態になるそうです。また、咳やくしゃみなどの排菌はなくなり、舌根沈下などで気道が塞がれるので排菌しづらい状態になりますから、さらに感染リスクは低くなると考えられます。
　ただ、舌根沈下によって塞がれた気道が開く可能性のある口腔ケアのときや、胸部の圧迫、体動（入浴・更衣など）のときなどは注意したほうがいいでしょう。また、患者さんの顔や身体・寝具・着衣などに落下・付着した菌の再遊離の問題もありますから、たとえばマスクはサージカルマスクではなく、N-95などアスピレートマスクを着用します。
　結核の飛沫核感染による感染は、葬儀関係従事者の報告はゼロではないようです。ケアの現場では飛沫感染への対応は患者さんの生前から行っていますから、大事をとって、生前にその患者さんに行っていた感染対策と同様の対策で十分と考えていいでしょう。
　今後は、ご家族のみならず葬儀関係者にも以上についての伝え方を検討していく必要があると思います。

身体への「死」の印づけをどう考えるか

横たわっている身体を前にして私たちが「遺体だ」と認識する要素は、主に次の3点ではないでしょうか。

📍①心電図など機器のデータと死亡宣告

患者さんの容態が悪化し、病状がそのときどきに医師から説明され、「月単位で」「週単位で」といった説明があり、「覚悟してください」などの言葉を聞く──現在、多くの場合、このようなプロセスを経て最期の看取りの場面を迎えます。そして臨終の場面では、心電図や脈を示すモニター画面で心臓が止まったことを目で確認し、医師が瞳孔反射など死亡診定のためのチェックをする様子を目にし、次に医師の死亡宣告の言葉を聞きます。「〇時〇分、ご臨終です」。ご家族はこれで死を知り、身体も"遺体"になったことを知ります。

📍②ならわしごと

顔に四角い白い布をかける。手を腹上で組ませる。和服ならあわせを左前にする。胴の紐をたて結びにする。これらは、従来の死後処置の際に行っていたならわしです。「この人は遺体になりました」「これは遺体ですよ」と周囲に表明するための、身体への「死」の印づけといっていいでしょう。自宅で看取り、葬儀も行っていたころには、この印づけが必要だったのでしょう。現在の日本人も、映画やドラマなどで見た記憶や家族が亡くなったときの経験から、このならわしごとが施されてある姿を目にすれば、即座に遺体だと認識するのですが、今後はもっと時代感覚にあった「死」の印づけができてくるかもしれません。

📍③死後の身体変化

本書でふれているとおり、臨終後の身体は時間経過とともに刻々と変化していき、外見にも変化があらわれます。死後ケアを行うころには蒼白化によって血色が失われ、その後、死後硬直が進み外見にも微妙な影響をもたらします。腐敗が進んで顔や身体が腫れたり、腹部が膨らんだりもします。また、黄疸が出ていた人は肌色が変化します。

亡くなった患者さんを生きているときと同様に気遣う。そんなご家族の気持ちに添うという意味で、死後ケアの段階では②の「死」の印づけは行わなくてよいのではないかと私は考えています。②は、お通夜や告別式のために必要となった段階、つまり病院で亡くなったのなら帰宅後の儀式に向けた準備の段階で行えばよいのではないでしょうか。

いまほど①の比重がなかったと思われるころは、亡くなった途端に②を行う必要があったかもしれません。しかし現在は、①の部分で、患者さんが亡くなる前に家族はさんざん「これからあなたの家族

は死を迎える」「これからあなたの家族は遺体になる」（言葉は違うでしょうが、結局はそういう事実を告げられている）と聞かされます。そして臨終のときには、状況によっては最後の心臓マッサージの場面を見て、心電図のモニターの波形がフラットであるのを目にし、同時に「ピー」というアラーム音も聞き、その後医師の死亡確認の動作を見て、死亡宣告を聞くわけです。死という事実を、これでもかと突きつけられるのです。

また③については、エンゼルメイクや死後変化をおさえる冷却などが行われるので、現代では目を覆いたくなるような死後変化を目にすることは少なくなっています。しかしご遺体は、生体とは決定的に印象が違います。特に顔は、穏やかに整えることで「生きているみたい」とご家族の声が聞かれることはありますが、それはあくまでも「みたい」なのです。生きているころを思わせる表情になったとしても、死に顔です。遠目ではわからないかもしれませんが、そばにいらっしゃるご家族はわかります。

死後ケアの多くは、臨終を迎えて間もない時間帯に行われます。そのときのご家族は、頭で亡くなったことは十分理解していても、その事実はまだ心には落ちていません。生きているときと同様に見ています。いや、生きているように見たいのだといったほうが近いのかもしれません。

そのご家族の気持ちを考えると、①と③で十分なのではないかと思うのです。死後ケアの段階での②は、ご家族にとって酷な行為ではないでしょうか。

また、ならわしごとをして「この人、遺体です」と死後ケアの段階で表明する必要はないと思います。いや、現代は、死後ケアのその後の段階とて、「この人、遺体です」と外見で表明する必要を感じないご家族もいらっしゃるのではないでしょうか。

ある方が亡くなったときに、ナースが白い四角い布をかけるかどうか伺うと、そのご家族は「そんなことしないでほしい。まだ、心臓が止まっただけなんだから」とおっしゃったそうです。ご家族のお気持ちがよくあらわれているコメントだと思います。

ならわしごとの例	ならわしごとをしなかった例

- 四角い白い布
- 左前
- 手を組ませる
- たて結び

→

靴下をはかせる

13 下半身に綿つめを行わないことについて

▶「つめないのですか」と聞かれたら

当院（私ども）では、お尻に綿をつめない方針です。

つめなくても出る心配はないんですか？

たとえ綿をつめても出るときは出てしまうことがわかったのです。また、出る心配がある場合には、紙オムツなどを肛門に隙間なく当てたほうが栓の役割を果たすこともわかりました。○○さんの場合は、出る心配はなさそうですから、そのまま下着をつけていただいても問題ないと思います。

そうですか。でも、もし出たら困るから、紙オムツを当てておいてもらおうかしら。

では、そうしましょう。もしご帰宅後に紙オムツが汚れた場合は、ゴムかビニールの手袋をして新しい紙オムツと取り替えて、手袋と汚れたオムツは袋に入れて捨ててください。

> 出ているかどうか、ひんぱんにチェックしたほうがいいのかしら。

> いえ、神経質になる必要はないです。お下(しも)のほうから、においが気になったときでいいでしょう。

綿は栓の役割はしない

　肛門からの綿つめは行わず、便が出る心配がある場合は、肛門に紙オムツか紙パッドを当てます。その結論を出すにあたり重視したのは次の3点です。

（1）臨終直後は、死後の弛緩が関係して、便が出る人も少なくない。しかしその後は、たとえ腸内に便があるとしても、排便に必要な条件（排便に必要な反射、腸の蠕動運動）がそろわないので、死後は基本的に便は出ないと考えてよい。ただ、生前から出やすかった、あるいは腐敗が進み内圧が高まった、などにより死後も便が出る場合がある。
（2）綿は栓の役割はしない。つめていても出るときは出てしまう。
（3）綿つめよりも、紙オムツや紙パッドなどを、肛門に隙間なく当てたほうが便が出るのを防ぐ。

　お下の対応として留意したいのは、しっかりと下着をはいていただくことです。T字帯は、移送しているうちにずれてしまいます。T字帯をつけてお帰りいただいたところ、移送の際にかけ物がずれ浴衣がはだけてしまい、T字帯がずれていたためお下があらわになってしまったケースがあったそうです。ご家族がとても残念に思ったのは言うまでもありません。

14 口や鼻への綿つめについて

▶「つめないのですか」と聞かれたら

> 鼻と口への綿つめも基本的に行わない方針です。

▶「鼻や口につめるものだと思っていましたけど」といった声など、ご家族が詳しく説明を聞きたい様子なら

> 以前はつめておりましたが、ケアの視点で見直した結果、つめないことになりました。

> どうしてですか？

> ご遺体は時間とともに変化し、自然現象として口や鼻から体液が流出する場合があります。綿つめは主にその流出を堰き止める栓の役割として行われていましたが、お尻のほうと同様に綿は栓の役割は果たさないことがわかったのです。もし、ならわしとして綿つめをご希望の場合は、お帰りになったあと、葬儀社のご担当の方に相談なさってください。

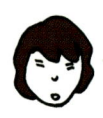

たとえ漏液があったとしても、それは異常事態ではないことを念押しするのは大事な点です。状況によっては避けられない漏液に遭遇したご

家族は、その事実がつらい異常事態として心に残ってしまうおそれがあるからです。

> わかりました。でも、帰る途中とかに口や鼻から出血して汚してしまったという話を聞いたことがあります。そうなったらどうしましょう。

> **その場合はタオルやティッシュで拭って、それはビニール袋に入れて捨ててください。**

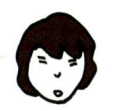

　もしものとき用として、ビニール袋や病院の処置用のビニール手袋などをお渡しするのもよいかもしれません。汚染がないように紙オムツなども、すぐ取り出せるように説明しておきます。

▶すでに出血などがあり、つめる場合には

> **出血がありますので、流出を多少おさえることができる綿をつめさせていただきたいと思いますが、いかがでしょう。**

　つめる対応の場合は、必ずご家族に確認します。もしノーなら、ご家族に拭っていただくように、前出の説明をします。

なぜ綿つめをしないのか

　エンゼルメイク研究会(p.58注)では、次の4点を合わせて検討し、「すでに出血がある場合など必要を感じる場合を除いて、鼻や口に基本的に綿をつめない」という結論にいたりました。

❶綿は栓の役割を果たさない

　これは、肛門への綿つめと同様です。時間が立ち腐敗が進んで体腔内圧が高まり、口や鼻から漏液があるときは、つめてある綿など関係なく流出することがわかりました。

❷家族は綿つめにつらい印象を持つことが多い

　「生きているときと同様に気遣う」ご家族としては、綿をつめられると「息苦しそう」など、つらい印象を持つことがわかりました。

❸「死」の印づけとしてのならわしは死後ケアでは行わない

　口や鼻への綿つめについて、看護職のなかには流出を防ぐだけではなく、ならわし、儀礼の感覚で行っている人もいるようです。エンゼルメイク研究会としては、「死」の印づけとしてのならわし(p.49参照)は、必要ならばあとで行っていただく方向でよいと考えています。

❹死後ケア時にすでに出血している場合は、綿つめによって応急的におさえる

　死後ケアを行う時点で出血など流出がみられる場合は、ご家族はその出血をおさえてほしいとご希望する場合が多い。

　鼻や口からの漏液が起こる状況は、(a)死後ケア時や帰宅時など早い段階の出血、(b)腐敗が進んだことによる体液の流出の二つに分けることができます。(a)には、拭う、つめるなどの判断をし、(b)には綿つめよりも、適切な冷却をして腐敗をおさえるほうが有効です(p.75「21 腐敗と冷却」参照)。

"綿つめの代わりに"とされる高分子吸収剤商品について

　最近は、「綿つめの代わりに」として高分子吸収剤（高吸水性ポリマー）の商品を導入する現場も出てきました。しかしこれらはあまりおすすめできません。なぜなら、腐敗が進み体内圧が高まるとそのゲルが鼻や口の外に出てきてしまい（しかも体液が混じって赤系の色になっている）、さらにゲルが鼻腔内や口腔内にこびりついてしまい、拭いにくくなる場合があるからです。

　コストの点も配慮して、今後導入を考えているところは慎重に検討を、あるいはすでに導入しているところでも継続使用の是非を検討していただきたいと思います。

綿つめを行う場合は、割りばしを使わずセッシで

　鼻や口に綿つめを行う場合には、セッシの使用をおすすめします。割りばしはその角で粘膜に傷をつける可能性があり、繰り返し述べているようにご遺体は止血しづらい状態なので、出血が止まらなくなってしまうおそれがあります。また、「基本的に生きている患者さんと区別しない」という基本スタンスにもとづいて判断すると、割りばしではなくこれまでどおり医療処置に使用するセッシで、という方向が自然だと考えています。

下腹部を圧迫して排便をうながす行為について

　腸の走行に沿って下腹部を圧迫し便を排出させる臨床現場も少なくな

いようです。私が過去に勤務していた病院でも、「しっかりとこぶしで圧迫して便を少しでも出してさしあげる」と先輩に教わり、実施していました。

　エンゼルメイク研究会で検討の結果、次の理由で、「行う必要はない」という結論になりました。

（1）便を少し対外に排出させたとしても、その後腐敗などが始まる腹腔内の環境にプラスの影響はない。
（2）死後の身体は皮膚だけでなく、腹腔内も脆弱になっていくので、腹部圧迫が臓器の破損など悪影響を及ぼす可能性がある。
（3）死後ケアの限られた時間を、この行為よりも保清・身だしなみの整えなどに使ったほうが穏やかな看取りの場面になりうる。

※注　エンゼルメイク研究会は、2001年に著者と美容研究家の小林照子らが、エンゼルメイクの検討を目的に発足。2002年からは、静岡県榛原総合病院に検討の協力を得ている。2005年に、顔のエンゼルメイクセットを企画・監修。エンゼルメイク、エンゼルケアの検討成果を書籍『改訂版　ケアとしての死化粧　エンゼルメイクから見えてくる最期のケア（改訂版）』（日本看護協会出版会、2007年）などに収載。
　エンゼルメイク研究会が企画・監修したエンゼルメイクセットに関する提供元・問合せ先は以下の通り。
　マーシュ・フィールド株式会社　〒102-8370　東京都千代田区四番町6-11
　フリーダイヤル　0120-85-3171

15　手浴・足浴

> 手と足を、お湯につけて洗ってさしあげましょう。準備やサポートをいたしますので、よろしかったらなさいませんか？

手足部分はお湯につけても腐敗を助長しないと判断

　保清をする際、湯船でご遺体を温めるのは腐敗を助長するので、ぬる湯でのシャワー浴が望ましいところです。しかしさまざまな事情から、シャワー浴ではなく全身清拭の対応となる現場も多いことと思います。

　全身清拭で対応する場合、手浴や足浴をご家族の方に行っていただくことをおすすめします。身だしなみの基本といえる保清行為をご家族自身が行うことで、「○○の手を私が洗った」という記憶が感触とともに残り、貴重な看取りの場面になりえるからです。

　死後の身体は、環境温度の影響を受けて、手足や露出している頭部から体温が下がります。手足を温めた場合、生体でしたら循環によって全身に熱が伝わりますが、ご遺体は循環がありません。手足をお湯につけても体幹部分には熱が伝わりにくく、腐敗を助長しないと考えられます。また、手浴・足浴で爪がやわらかくなり、そのあとの爪切りの準備にもなります。

　清拭のときと同様に、お湯に沐浴剤・入浴剤など加えるのも、その香りが立ち、お風呂を連想していいでしょう。

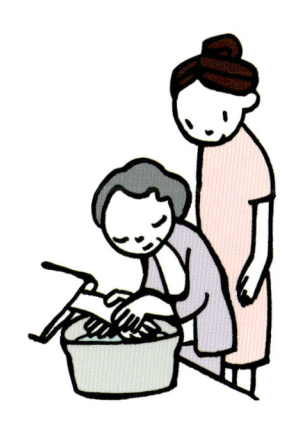

爪切りとマニキュアの効用

　爪切りやマニキュアはご家族が手を出しやすいので、ご遺体に自然に接する手段になります。ある男性は、亡くなった父親のベッドから離れて立っていたのですが、ナースにうながされて足の爪を切ったそうです。最初はぎこちない手つきで行っていましたが、そのうち父親の爪を切りながら足をさすり、やがてその足に何かを話しかけていたそうです。そして、終えてから、「爪切りをやってよかった」と語ったといいます。

　爪の蒼白化は目立つ場合があるので、お帰りの際は透明のうすいピンク系マニキュアなどを塗ると穏やかな印象になります。ご本人のマニキュアがあればそれでも。ご帰宅後に塗りなおしても、重ね塗りしてもかまわないことを付け加えます。

　母親が娘に行ったり、孫が祖母の手を片方ずつ受け持って行ったりした多くの事例があります。なかなか患者さんのそばに来られないでいる男の家族の方や子どもさんが、ご遺体に接するよい機会にもなります。

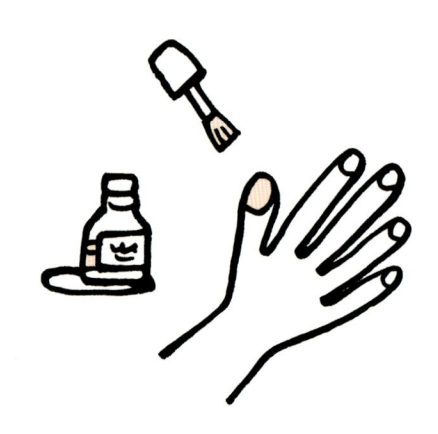

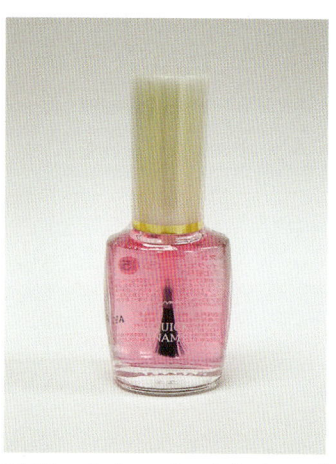

透明のうすいピンク色ならば男性に使用しても自然

16 簡易シャンプー

> ベッドに寝たままの状態で行えるシャンプーをいたしましょう。

> ぜひお願いします。ずっと洗えなくて気持ち悪かったと思います。

> しっかりお手伝いしますので、よろしかったら奥様（娘さん、あるいは別のご家族）の手でシャンプーしてさしあげませんか？

> え？ やっていいんですか？
> でも、私にできるでしょうか。

> はい。頭を持ったりシャンプーを手渡したり、準備も洗うときもしっかりサポートいたしますので、よろしかったらぜひ。全部ではなく少し手を出していただく形でもいいですし。

> じゃ、やらせてください。

> 紙オムツは水分の吸収がよく、清潔です。頭の下に敷いて使用してよろしいですか？

　　紙オムツの使用については、必ず了承を得ます。「お下（しも）に使う紙オムツを使用された」と残念に思う場合もあるからです。了承が得られない場合には、バスタオルなどで代用します。

▶髪を洗いながら、あるいは洗うのを手伝いながら

> 私たちは気持ちとしてはいつもシャンプーしてさしあげたかったのですが、ご本人に苦痛をもたらしたり、容態への影響も考えられ、残念ながらできませんでした。

　　臨終前にあまりシャンプーが実施できなかった場合、その理由をさりげなく説明するのも大事。ご家族は、ナースは多忙のためにシャンプーをしてくれなかったと考えている場合があるからです。シャンプーに限らず、行われたケアの内容や、ケアが行われなかった事情などをできるだけ詳しく説明することが、ご家族の納得につながるでしょう。
　　ご家族の面会時にはナースはなるべく席をはずすため、ケアの場面を目にしていないご家族にケアの手厚さが伝わっていないことが多いのです（これは死後ケアに限りません）。ケアの内容をきちんと伝えることは、患者さん側と医療側の両者にとってプラスになるはずです。

簡易シャンプーの実施手順

　シャンプー、リンス（コンディショナー）、お湯（シャンプーボトルなどに入れたもの）、紙オムツ2枚程度、タオル数枚、ブラシ、ドライヤーを準備し、次の手順で行います。

❶　水分を受けるための紙オムツを一枚頭の下に敷く。
❷　頭皮が刻々と弱くなっていることを配慮して、頭皮に負荷がかからないよう毛先からやさしくブラッシングする。
❸　髪をお湯で濡らす。
❹　シャンプーをつけて泡立てて洗う。頭皮を傷つけないよう指の腹でやさしく。
❺　タオルで泡をできるだけ拭う（こうすれば、次の段階でたくさんのお湯で流さなくてもよい）。
❻　お湯で流す。必要なタイミングで紙オムツを取り替える。
❼　髪のパサつきをおさえるリンスなどをつけて、さっとお湯で流す。
❽　タオルドライをしてブラシで整えたのち、ドライヤーで乾燥させる。
　なお、汚れが多い場合は、❹〜❻を繰り返します。

シャンプー、リンスなど　　タオルを数枚　　ドライヤー、ブラシ

水分を受けるためオムツを頭の下に敷く

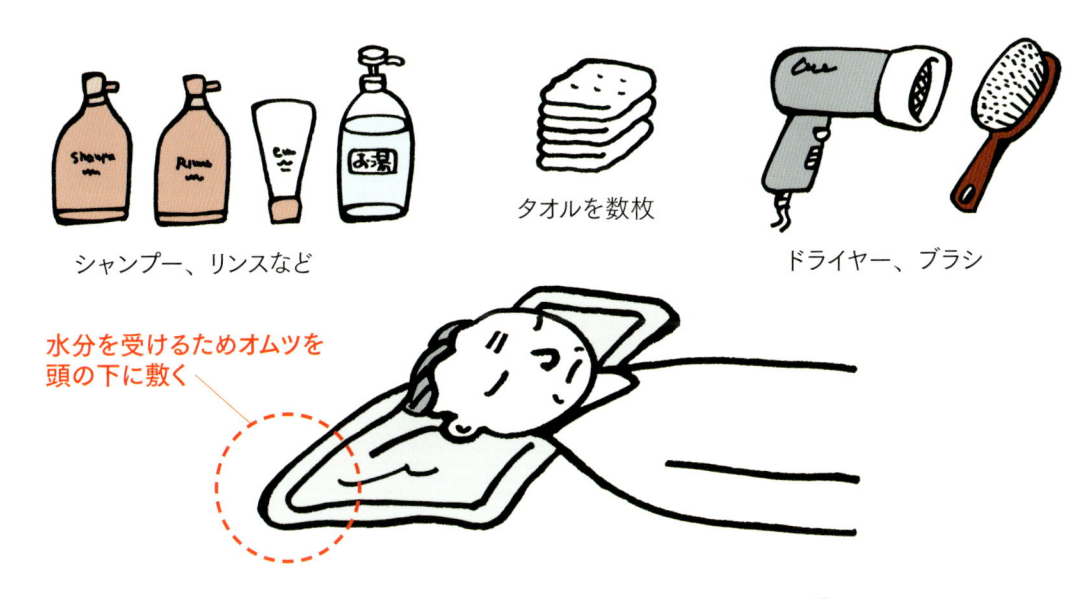

16　簡易シャンプー

ドライヤーで乾かす際は、前髪をおろす方向など、髪の整え方を意識して行いましょう。汚れが取れてふわりさらりとした髪は、汚れによってべたつき頭皮にぺたりと張り付いていたときとは違い、すっきりとした安楽な印象になります。
　ご家族はことのほか髪の汚れをつらく感じている場合が多いため、シャンプーは大きな満足につながります。

17 髪の整え

> 髪はどんなふうにいたしましょう。お元気なころはどのへんで髪を分けていらっしゃいましたか？

　ここでも、できるだけこまかにご家族に伺いながら進めます。髪が長い女性の場合は、横にひとつにまとめるなどのほかに、編み込みなどもおすすめです。

> 櫛(くし)をとおしてさしあげませんか？

　髪を梳(くしけず)ることは、身だしなみの整えのなかでも印象に残る行為です。

> お使いだったヘアトニックなど、よかったらご帰宅後につけてさしあげてください。

　ご家族は、ささいなことも行っていいのかどうかわからず不安な場合が多いので配慮します。香りも「その人らしさ」の大きな要素です。愛用のヘアクリームやスプレーもいいでしょう。

> お帰りにはキャップをかぶっていただき、ご帰宅後、ウィッグなどをお使いいただくのもよろしいかと思います。葬儀社の方に相談してもいいでしょう。

　病状や治療の影響で脱毛がある方、手術の剃毛により毛髪がない方、外傷がある方などもいらっしゃいます。キャップやスカーフ、場合によってはカラータオルなど準備できるもので対応し、帰宅後にご希望のようにしていただくよう話します。ちなみに、死後ケア時に白髪染めを行った事例もあります。

18　更衣とならわし

▶下着をつけ終えたら

> 次に衣類を着ていただきましょう（着替えをいたしましょう）。途中でおからだを支えたり、靴下を履かせていただいたりをお願いしていいですか？

▶和服の場合なら、足袋、肌襦袢、着物、帯、帯締めの順に

> 足袋を、どなたかお願いします。

　キーパーソン、あるいはお孫さんなど目配せしながら声をかける。ご遺体に触れたり、接するための貴重な機会と考えます。和服も洋服も、普段着る順番になるべく沿ったほうがよいでしょう。

▶状況によっては、足袋をすべて履かせ終わらなくても肌襦袢に着手

> では、肌襦袢を着ていただきましょう。上半身だけ少し起きるような姿勢で袖を通していただきたいので、力をお貸しください。

　側臥位への体位変換は体液の流出など汚染の心配があるので、ご家族とともに上体を持ち上げて袖を通します。

19 ならわし全体について

当院（私ども）では、基本的に生前と同様に身だしなみを整えるようにしております。ご臨終になるとすぐに手を組ませたり、顔に白い布をかけたりといったご遺体の印としてのならわしごとは行わない方針です。儀式のご準備として、ならわしごとが必要な段になりましたら、葬儀社の方とご一緒に行っていただければと思います。いかがでしょう。

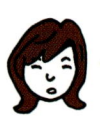

はい。いままでどおりで帰りたいです。そのようにしてください。

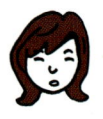

ならわしのことなんかよくわからないけど、それでいいんですよね。

ご家族のお気持ちで判断なさっていいと思います。これからも一つひとつ伺いながら進めていきます。

▶和服のあわせについて

> 前のあわせは、普段どおりでよろしいでしょうか。ご帰宅後(のちに)、必要な場合は左前になさってください。

　闘病あるいは療養中に和服や浴衣を着ていた方なら「いままでどおりのあわせ方でよろしいでしょうか」という伺い方もいいでしょう。ちなみに「左前」とは、「相手から見て左の衽(おくみ)を上にして衣服を着ること。普通の着方と反対で、死者の装束に用いる。ただし、女子の洋服類は左前に仕立てる」(広辞苑第6版)。男女とも着物が右前になった起源は、奈良時代の「衣服令(えぶくりょう)」という法令のなかにある「初令天下百姓右襟」という一文であるとされています。

> 普段どおりにお願いします。でも、どうして左前にするのでしょう。どんな意味があるんですか？

> 左前は、逆さごとの一つのようです。

> 逆さごとってなんですか？

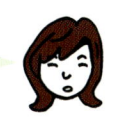

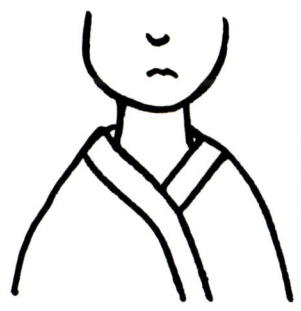

普通の着方と反対で、
相手から見て
左側の衽を上に衣服を着る

19　ならわし全体について

ご遺体にまつわるいろいろなことを、普段の逆にしたのが逆さごとです。屏風がありましたら逆さにして〈逆さ屏風〉、身体を拭くお湯は、普段の逆で水にお湯を足して温度を調節して〈逆さ水〉をつくり、からだは普段の逆の足もとから拭き、着物のあわせも普段の逆の左前にする、などです。日常では行わない不自然な形にすることで生きている人と区別する必要などがあったのでしょう。自宅で看取りや葬儀が行われることが多かったころには、自宅でも逆さごとを行ったところが少なくなかったようです。現在は、湯かんサービスや葬式などのときに行われることが多いようです。

地域によっては、掛け布団の柄が逆になるようにかけたり、足袋を左右反対に履かせたりするところも。

▶帯と帯締めについて

帯と帯締めは、お腹の上に乗せる形にいたします。今後のお身体の変化を考えると、あまり腹部を締めないほうがよいと思います。もし帯もしっかりお締めになりたい場合には、葬儀社の方にご相談ください。

帯や帯締めで腹部を締めていると、腹腔内が狭くなり、腐敗が進んで圧が高まった際に漏液しやすくなります。洋装の際のズボンのベルトについても、同じ理由で緩めに通すことをおすすめします。

▶浴衣をお召しになる場合

> 胴の紐の結びも、いままでどおりでよろしいでしょうか。……ならわしのたて結びは、必要なときにそうなさってください。

> そうします。たて結びはどんな意味があるのですか？

> 普段私たちは、チョウ結びやリボン結びで横に結びますが、その逆として縦に結ぶ、逆さごとであるという説。もうひとつ、たて結びは結び切りとも呼ばれ、解けにくい結び方です。もう解けない、もうあの世から戻れないよという、つまり封じるような意味だという説もあるようです。

> ネクタイを結んでさしあげませんか？

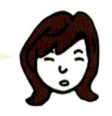

あらかじめ輪にしてから手渡したほうが、ご家族はつけやすいです。

▶着替えの準備について事前に声かけを行う場合

> 万が一のこと（もしものこと）になった際の、お帰りになるときの着替え（お召し物）について、○○さん（ご本人、という言い方でも）からご希望や指示など聞いていますか？

死後の着替えの準備をうながすような声のかけ方をすると、ご家族は「縁起でもないこうを言う」と感じる可能性があるので、万が一のときのために確認するといった姿勢で声をかけます。声をかけるタイミングは、担当医から危篤状態の説明時や、説明直後などが自然です。
　たとえ担当医から「覚悟してください」と説明された段階でも、あるいはご家族が覚悟されている様子がうかがえても、声かけの際には、「万が一のこと」「もしものこと」と前置きするほうがよいでしょう。
　ホスピスや緩和ケア病棟などではそれ以前のタイミングでも、ケースに応じて判断していいと思います。

着付けはできる範囲で

　ケアの立場のみなさんは着付けのプロではありませんから、和服を着ていただくときに手間取ったり、時間がかかるのが普通です。また、死後ケアの時間は限られていますから、着替えに時間を多くとってしまうと、貴重な保清や顔の整えなどの時間が確保できなくなってしまいます。そのため、ご家族とともに、そしてなるべくご家族が実施できるよう配慮して、できる範囲で行う形でよいと思います。
　和服などを完璧に着せたいご希望があった場合には、葬儀社の方にお任せする姿勢でいいでしょう。
　最近は、思い思いの衣服を着てお帰りになるケースが多くなっています。和服、背広、フラメンコの衣装、医師の白衣姿、パーティのときのドレス、消防団の制服、野良着……。棺に入るときも洋装が少なくないようで、その場合、逆さごとはできませんから、葬儀社では洋装の上にお印として頭陀袋をかけたりするようです。

20 手を組ませること

> 手は組まずにいままでどおり自然に、でいかがでしょう。

> はい。組ませないでください。組むならあとからでも大丈夫なんですよね。これもならわしですね、どんな意味が？

> これも、封じる感覚などが由来しているようです。お帰りになって、儀式に向けて必要になりましたら組んでいただけばいいと思います。身体が硬くなり、組むのが難しい場合には葬儀社の方にご相談ください。

組まなければ縛らなくてもよい

　このならわしも「死」の印づけの行為（p.49参照）のひとつといっていいでしょう。ケア提供者が「基本的に生きている人と区別しない」を基本方針にした場合には、行わないのが自然だと思います。あとからでも葬儀社の方は、たとえ硬直がきていても手を組ませることはできます。
　組まなければ縛る必要もありません。組ませる場合でも、腕バンドや包帯で手首を縛るのは避けてほしいです。圧迫した部位はその痕がつい

たままとなり、変色してしまう場合もあり、つらい印象が残ります（手が外れてしまってうまく組ませることができない場合は、肘の下にタオルなど入れ、少し高くすると組ませやすくなります）。

　ご家族は、縛られることに心理的苦痛が伴います。「生きているときに何も悪いことをしていないのに、なぜ縛られるのだろう」と語ったご家族もいらっしゃいます。

　ご遺体を縛る行為は全国の死後ケアの現場からなくなってほしいと私は思います。

末期の水について

　末期の水とは「死に水」とも呼ばれるならわしで、臨終後（以前は臨終間際に行われることが多かった）に、ご家族が亡くなった人の口元に水をつける行為です。

　末期を悟った仏陀が弟子に何度も水を所望したと記されている仏典が由来のようです。死者を蘇らせるために行う宗教的な儀式が起源という説もあるようです。いずれにせよ「なにかしてあげたい」という家族の気持ちにフィットしたならわしとして続いてきた面もあるのではないでしょうか。

　最近では、水ではなく、お酒やイチゴミルクなど本人が好きだった飲み物を使うことも多いようです。そのため「末期の水」として何を使うのかを、ナースからご家族に尋ねるようにしている病院もあります。

21 腐敗と冷却

> 誰でも起こる自然現象なのですが、息を引き取ったあとは、時間とともにからだの中からの変化が起こります。それをおさえるために、これからお腹や胸のあたりに冷やすものを当ててよろしいですか？

「腐敗」という言葉はつらく感じると考えられるので「変化」と説明。この説明で腐敗のことだとピンときていない様子でも、いきなり腐敗とは言わないほうがいいでしょう。ここでは、腐敗が自然現象であることを念押しするため、前置きしています。

腐敗が進んで、棺の蓋を押し上げるほど腹部が膨らんでしまうこともあるのですが、自然現象だと知らないとご家族は困惑します。

> 冷やすなんて、寒くて、冷たくてかわいそう……。やらなければいけませんか？

> 寒そうで恐縮なのですが、冷やさないと、時間とともにお腹が膨らんだり、鼻や口から体液が出てきたり、顔が腫れたり、肌が変色したり、においを発してしまったりなどなど、とても残念な事態になるおそれがあります。あとから冷やしても間に合いませんので、いまから冷やすことをおすすめします。

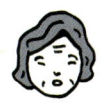

多くのご家族は、腐敗が進んだ場合の残念な状態や、不可逆的に変化することを知らないので、その点をしっかりわかっていただく必要があります。この説明をしてもまだ「変化」ではピンとこない様子なら、「腐敗」という言葉の使用を考えます。

> じゃあ、かわいそうだけど、やってください。

▶保冷剤を見せながら

> これは自宅の冷蔵庫などに置かれているものと同じ保冷剤です。葬儀社が使うドライアイスや冷蔵庫までのつなぎとして使います。

　死後ケアの現場では、ドライアイスの使用は現実的ではありません。ドライアイスに比べれば保冷剤や普通の氷の冷却力は低くなりますが、効果は十分期待できます。

腐敗してからでは遅い

　腐敗をおさえる対応は、死後ケアの段階から行わなければなりません。
　これまでは、葬儀関係者がドライアイスや冷蔵庫を用いて腐敗をおさえていましたが、その段階に冷却を行っても、もはや間に合わないケースが少なくないことがわかったからです。ご遺体の変化は不可逆的ですから、腐敗してしまってからでは戻すことはできません。早い方は、死後6時間くらいから激しい腐敗症状が出てしまいます。

> **腐敗によって起こること**
>
> ❶ 腐敗変色……発生する硫化水素やヘモグロビンが由来
> ❷ 腐敗水疱……初期は透明～後期は黒褐色
> ❸ 膨潤…………皮下および組織内、体腔内に腐敗性ガスが貯留
> ❹ 体液・腐敗液漏出……口、鼻、耳からの漏液、脱糞
> ❺ 悪臭…………強い腐敗性臭気の発生
> ❻ 崩壊…………原型をとどめない変化
>
> （伊藤茂『ご遺体の変化と管理』、照林社、2009年、33頁）

体内に存在した細菌群が異常繁殖して腐敗が起こる

　死亡によって身体の恒常性が保たれなくなります。常在細菌叢の均衡は大きく崩れ、細菌群（通性嫌気性菌など）が暴走するように異常繁殖して、腐敗をもたらします。腐敗は、腹部から胸部、全身へと広がります。腐敗症状が進む速度や度合いについては個人差があり、早く激しく進むと思われるご遺体（下表参照）には冷却対応は必須と考えたほうがよいでしょう。

> **腐敗が早く激しく進むと思われる患者さんの状態**
>
> 臨終前に高体温が続いた
> 敗血症、重篤肺炎
> 肥満、糖尿病
> 入浴中、サウナ内、高温環境下による高体温

　冷却には保冷剤（ケーキなどを購入したときに使われるもの）がいいでしょう。それがなければビニール袋に氷をつめて使用します。当てる部位は下腹部、上腹部、胸部が必須で、前側頸部、鼠径部、腋下部も効果があります。目安として死後4時間以内に行います。
　早く激しく進行すると思われる患者さんには、更衣が終了次第、できるだけ早い段階に行います。

22 顔のエンゼルメイク全体について

> （今後、顔色がそこなわれたり肌が乾燥したりします。クリームやファンデーションを使ってそれをカバーし、）できるだけ◯◯さんらしい穏やかなお顔にメイクさせていただきたいと思います。始めてよろしいでしょうか？

みなまで説明せずともよい、お任せするという雰囲気なら、（　）内は省略します。ここで、ご本人の化粧道具を使うかどうか声をかけるのもいいでしょう。ただご本人のファンデーションは、死後変化による乾燥や蒼白化には適さないリキッドファンデーションなどが多いので注意が必要です。事前に準備したエンゼルメイク用のファンデーションの使用がいいでしょう。

▶もし「でも……」と迷う様子なら

> 一つひとつご相談しながら進めていきますし、みんなで◯◯さんのお顔のことを考えながら整えるのは貴重な時間になりますよ。

もちろん無理強いはできませんが、率直におすすめする気持ちを伝えます。それでもノーなら、乾燥防止のためのクリームやリップクリームだけは塗布させていただきます。

「顔」に注目するよい機会になる

　顔は外見のなかでも社会性が色濃い部分です。ご本人よりも周囲の人のほうが何度もその顔を見て、体調を察したり、機嫌をうかがったりしてきたといっていいでしょう。顔は周囲の人が記憶のなかに共有するものなのです。

　その顔が、それも最期の顔がどんな表情をしているのか、周囲の人にとって大きな問題です。ですから、みんなで顔に注目して、その人らしい眉や口の色を考えることは貴重な時間となります。その人らしい顔になっていくことで、さまざまな思い出話につながったり、悲しい事態ではあるものの和みの雰囲気になることが少なくありません。

　告別式の最後に、亡くなった人の顔に対面する「お別れの儀」という演出が行われることがありますが、これは戦後に始まったことのようです。また、遺影も昔は誰もが告別式に飾るわけではなかったようです。遺影を見たあと、ご遺体の顔を見てお別れをするようになり、それまでよりも「最期の顔」が強く印象に残る時代になったのかもしれません。

顔のエンゼルメイク

クレンジングマッサージ
・汚れ除去
・穏やかな表情

ファンデーション
・乾燥防止
・肌色変化のカバー
・血色をプラス

パウダー
・化粧くずれを防ぐ

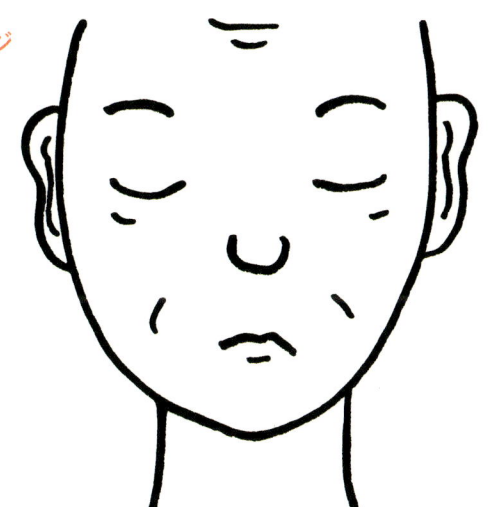

アイライン・マスカラ
・穏やかに閉じている目元に

アイブロウ
・その人らしい眉

チーク
・血色をプラス

リップ
・乾燥防止
・変色のカバー
・その人らしさ

23 男性の顔のエンゼルメイク

> 男性も肌が強く乾燥し、血色が失われますので、それをカバーするクレンジングマッサージやメイクがおすすめです。

> 男性なのに、お化粧って……

> お化粧しましたというのではなく、○○さんらしい、自然な感じになるようにいたします。

それでもノーの場合は、乾燥対策としてクリームやリップクリームだけでも、とすすめます。

十分なスキンケアが必要

　男性の皮膚は、皮脂が多く水分が少ない傾向にあり、汚れが皮膚にたまりやすいといえます。闘病や療養中に洗顔できない日々が続き、さらに終始空調の風などにさらされます。室内のほこりなども油分が多いと付着しやすいので、汚れが積もった状態になっている場合が多いのです。
　これらの汚れは、むしタオルで拭いても十分に取ることができません。また男性の場合、長年髭剃りをしてきたため慢性的に肌がダメージを受

けているとも考えられます。そのため男性の場合は、よりスキンケアが重要になってきます。

　丁寧なクレンジングマッサージで毛穴につまった汚れを取り、保湿を十分したあと、下地クリームで整えます。

男性の顔のエンゼルメイク

手厚いスキンケア
（汚れがたまりやすい傾向）

ダークなファンデーション

リップは茶系、ベージュ系

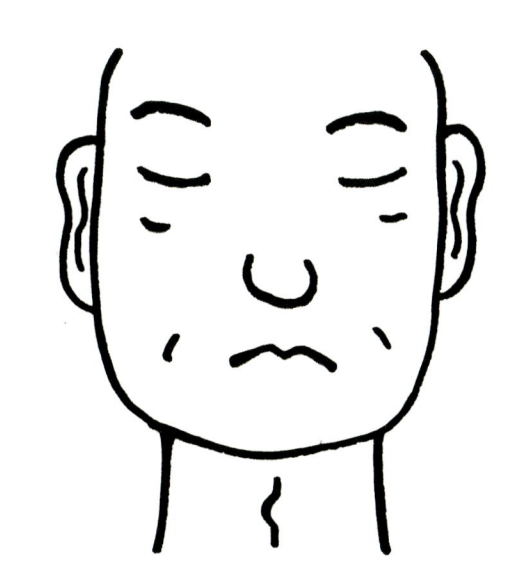

ファンデーションはダークな色に

　男性の肌色がダークな傾向にあるわけではありませんが、ダークな色のファンデーションを薄く伸ばしたほうが自然な印象になります。またファンデーションは、油分の多いクリームタイプでも時間が経つと乾燥し、一段白くなります。男性だとそれが違和感につながる場合もあるので、その点も配慮してダークな色を選びます。
　口紅の色は茶系やベージュ系がいいでしょう。赤やピンクは混じっていないほうが自然ですが、入っていてはいけないということではありません。どの色がその人らしいか、ご家族に伺うのが大切です。

24 クレンジングマッサージとむしタオル

> お顔のこわばりをほぐすマッサージをかねて、お顔や耳などのクレンジングをさせていただきます。

口元のゆがみや眉間のしわやこわばりがある方も少なくなく、マッサージでそれを整えます。また、皮膚の汚れを取ります。開始してからご家族の様子を見て、「なさいませんか」とすすめます。

「ああ、穏やかになってくれた」

　皮膚の汚れが取れ、表情もみるみるうちに穏やかになりますから、もし顔のメイクは行わないという現場でも、クレンジングマッサージだけは行ってほしいです。保清と位置づけてもいいでしょう。それほどに効果があります。

　臨終後の早い段階に、クレンジングマッサージによって顔が穏やかになると、そばでご覧になっているご家族は、ほっとしたような表情になります。「ああ、穏やかになってくれた」と、まるで亡くなった患者さんがそうした心持ちになったかのようにお話しになることがあります。

　コラム「現代のご家族の心身負担を考える」(p.16) でも述べたように、ご家族はさまざまな難しい決断を繰り返して臨終を迎えています。それらの判断がよかったのかどうか、世話は十分できたのだろうか、など不安を抱えて最期の顔をご覧になっているので、口元がゆがんでいたりすると、「自分たちの判断がよくなくて、つらい思いをさせてしまったの

ではないだろうか」というつらい気持ちになるのだと思います。

　やわらかめのクリームを使って、肌を傷めないようにやさしい力で、顔の筋肉の走行を意識しつつ（しかしそれほど神経質にはならず）、中心から外側方向に、首は上から下に手を動かしてクレンジングマッサージします。

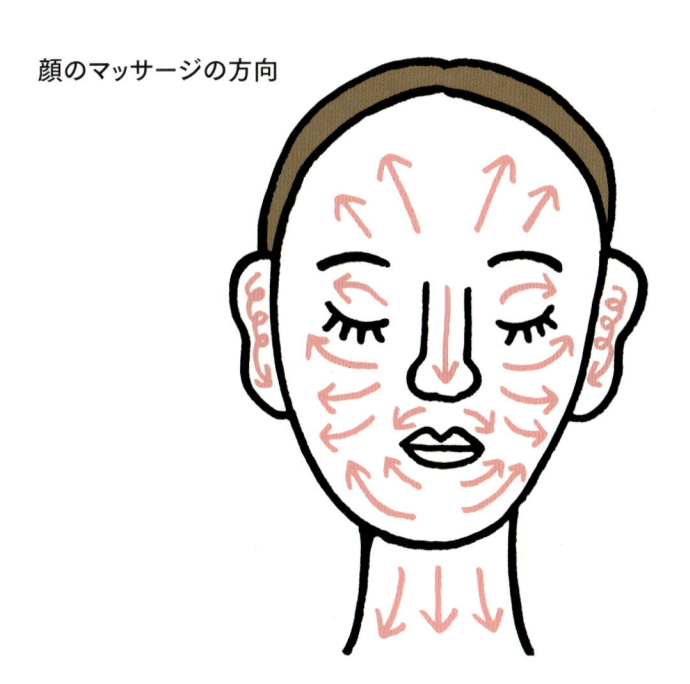

顔のマッサージの方向

マッサージの手を動かす方向について

　エンゼルメイク研究会では、クレンジングマッサージの手を動かす方向は、前述のように「筋肉の走行を意識しつつ、中心から外側へ」と提案しています。その逆の手技（「平坦化によって外側方向に流れてしまった筋肉や皮膚を内側に戻す」という考え方）を提案している出版物もあります。以下、私たちの考え方です。
(1)「肌の脆弱化を配慮し、肌をいためないようごくごく弱い力でマッ

サージする」のが望ましく、筋肉の平坦化に抗うような力（肌への圧や摩擦）では行わないほうがよい。また、マッサーシする方向についてはそれほど神経質にならなくてもよい。どちらかというとクレンジングを意識して小鼻や耳裏などを丁寧に指を動かすのが大事。

（2）クレンジングマッサージを行っている様子を見て、ご家族がどのようにお感じになるかが大切。ご家族は生きているときと同様の感覚でご覧になっているので、「気持ちよさそうにマッサージをしてもらっている」と感じるのは、生きているときに行われるのと同じ手の動き「顔の中心から外側方向へ」なのではないか。

（3）外側から中心に手を動かすマッサージは、平坦化や水分の流れに逆らった方向で、水分が不自然にとどまったり、表情も不自然になるおそれがあるのではないか。また、「穏やかな表情」は、顔のパーツが中心に寄っているよりも、どちらかというと広がり、眉間のしわがとれたような様子だろう。外側から内側へ手を動かすとパーツを中心に寄せることになり、眉間のしわなども薄くならないと思われる。

（4）外側から中心に手を動かす方法は、どちらというとエンバーミングが行う「修復」の方向性であり、平坦化という「形の変化」には無理に抗わず、乾燥対策や肌色のカバーなどに力を入れたほうがよいと考える。これは、含み綿までして顔をふっくらさせるより、他のできることを手厚くしたほうがよいというのと同様の発想。

むしタオルの効果

むしタオルは、ご本人に「お顔にむしタオルを当てます」と声をかけ、鼻を塞がないように当てます。耳の裏や首にもしっかりタオルが当たるようにして、冷たくなる前に外します。

死後間もない時間帯は、皮膚の「機能」ではなく「反応」が認められる場合があるようです。死後まもなく冷蔵庫に安置され、皮膚に鳥肌が立ったケースがある聞きました。「むしタオルを使うと汚れがとてもよ

く取れる」と現場のナースからの声が多いのは、死後の早い段階でむしタオルで熱を加えると、毛穴が開くなど反応があるからなのではないかと思います。

　気持ちよさそうと感じるからなのか、ご家族はほっとしたような表情になります。

　「クレンジングマッサージ・むしタオル」の効果を実感し、洗顔ができない療養中の患者さんにも実施するようになった現場もあります。

25 ファンデーションとパウダー

> ファンデーションでお顔色を整えましょう。血色を補い、乾燥をおさえるために、クリームファンデーションを使用します。

ファンデーションをつけるのは、蒼白化と乾燥への対応であることを伝えます。

> メイクが崩れにくくなるパウダーをつけます。

パウダーについてもその理由を伝えましょう。

ファンデーションはとにかく赤く！

「こんなに赤くてよいのだろうか」と感じるほど赤みのあるファンデーションを使います。それほどに蒼白化によって血色が失われます。手の甲で練った段階でかなり赤くないと、顔の血色を補うことができません。

ファンデーションは顔、耳、首につけます。手の甲や指などにつけてもいいでしょう。ファンデーションを多くとってしまうと、ムラになったりなど失敗しますので、少量（エンゼルメイクセットのファンデーションなら1人に米粒大が目安）をとります。

肌が弱くなっているので、スポンジを肌につけて力を入れてすべらせ

たりしてはいけません。スポンジを静かに当てて、ファンデーションを肌に薄くのせていくような感覚で行います。

パウダーはムラなく

　ベールの役割を果たすために、パウダーはムラなく塗り残しなくつけるのがポイントです。ブラシ、パフのどちらを使うにしても、パウダーをとったら、余分な粉をよく落としたのちに、ファンデーションを塗った部分につけます。どこからどこへつけるのか順番を決めておくと、つけ忘れがなくなります。

26 チーク

> まず耳に、それからお顔全体にもさらに血色を補います。

血色が穏やかさをつくる

　ファンデーションに赤をプラスしただけでは、血色が足りません。さらにチークでプラスしないと穏やかな印象になりません。血色は予想以上に表情の穏やかさと関連しているようで、失われた血色を補うと、とても穏やかな顔になります。

　チークは、耳、額、目蓋、頬、顎先などに入れます。状況により、どうしても死後ケアの時間がとれない場合には、赤の口紅などを指にとって耳に血色を入れるだけでも、入れないときと比べてぐっと穏やかな印象になります。ぜひ周囲の同僚などの耳をチェックしてみてください。耳に血色があるのを確認できると思います。亡くなった患者さんは、仰向けになっている関係で、蒼白化した耳があらわになっています。

　この耳へのチークは、プロのメイクアップアーチストがモデルさんのメイクのときなどに行うことがありますが、一般には行いません。エンゼルメイク独特の手技といっていいでしょう。

チークを塗る位置

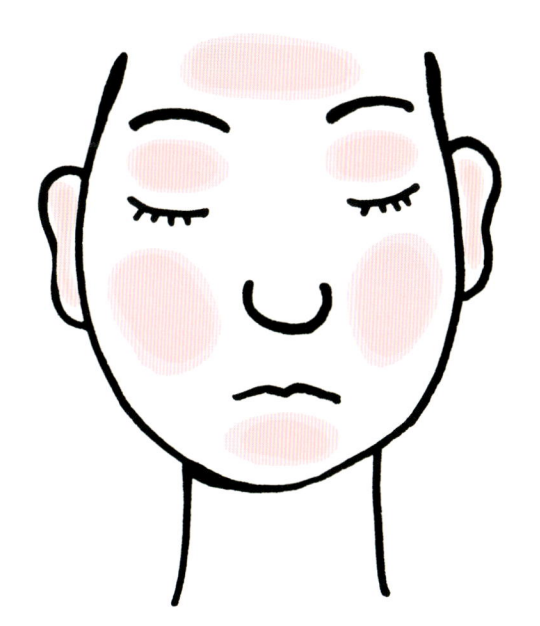

耳、額、目蓋、頬、顎先にチークを入れる。
特に耳に血色を入れると印象に大きな差が出る

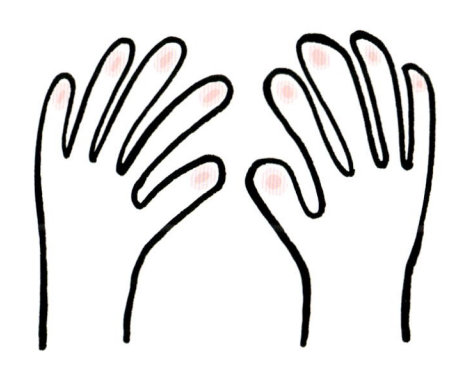

指先も、チークを入れると
印象が変わる

26 チーク

アイブロウ（眉）

「眉を○○さんらしくいたしましょう」と声をかけて始めます。ご家族に細かに相談しながら、足りないところを補ったり、描いたりすることが大切です。眉は、その人らしさや印象をかなり左右する部分だからです。

🥚 眉がしっかり生えている場合

眉毛の根もとにたまっている油分や汚れを綿棒などで拭います。次に、眉ブラシで眉をとかし、場合によっては眉バサミでカットします。カットする場合は、必ずご家族の了解を得てから。

🥚 一部が抜けて薄くなっている場合

上記を行ったのち、グレーやブラウン系のパウダーカラー（アイシャドーでもOK）を細めのブラシにとり、薄くなっている部分につけます。それだけでは色が薄い場合には、アイブロウペンシル（眉墨）で眉を一本一本植えるような意識で描き足します。

🥚 眉のほとんどが抜けている場合

まず上の下線部分と同じ準備をします。次にパウダーが濃くつかないように、余分なパウダーを払ったあと、薄く描いてみます。

これらいずれかの対応をしたあと、あらためてご家族に「いかがでしょう」「もっと太くとか、短くとか、こんな感じだったとか、教えていただけますか？」などと伺って進めていきます。

ご家族は、具体的な形よりも「もっと可愛い感じだった」とか「シャープな感じ」とか「精悍な眉」と印象でおっしゃることもあるので、眉の形と印象のパターンについて知識を持っておくのもよいでしょう。

男性の眉は、眉のアウトラインに眉を描かず、眉の内側部分の色を濃くするように描くと自然です。

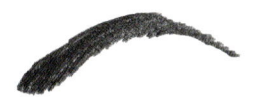

なだらかな曲線の眉 明るい　穏やか	**細い眉** 大人っぽい　優雅	**太く濃い眉** 元気　りりしい
水平の眉 子どもっぽい　無感動	**さがり眉** 幼い　ものがなしい	**上昇の眉** キリっとしているシャープ
薄い眉 はかなげ　優しい	**角度のある眉** 理知的　クール	**三角の眉** かわいい　ボーイッシュ
三日月の眉 ひょうきん　かわいい	**半円の眉** ひょうきん　明るい	**うねりのある眉** 妖艶　セクシー

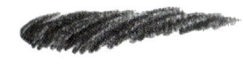

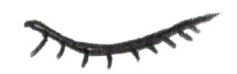

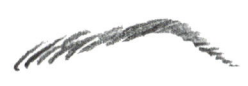

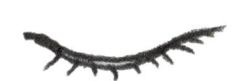

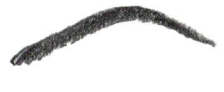

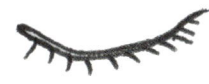

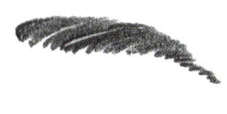

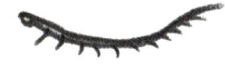

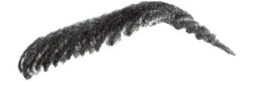

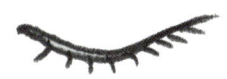

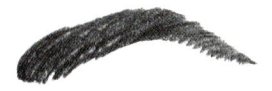

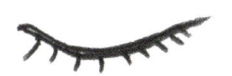

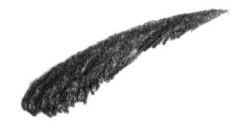

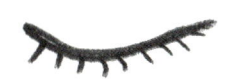

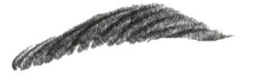

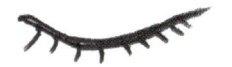

参考資料：小林照子『知性メイクが女を変える』KK ベストセラーズ、1994 年、131 頁

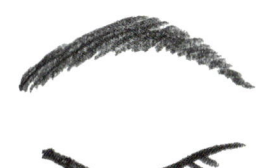

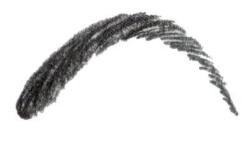

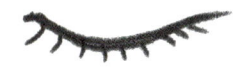

27 アイラインとマスカラ

> より穏やかな目元となるよう、アイラインを入れてよろしいですか？

> マスカラも目元がより穏やかになります。いかがいたしましょう。

穏やかな印象をもたらす裏技

　一見して穏やかに目を閉じているとわかるのは、大事なことです。アイラインはすべての目蓋の際に描くのではなく、目尻にすっと入れるだけでも、穏やかな目元になります。

　マスカラもつけると睫毛の影ができ穏やかな印象をもたらします。高齢の男性にもおすすめです。

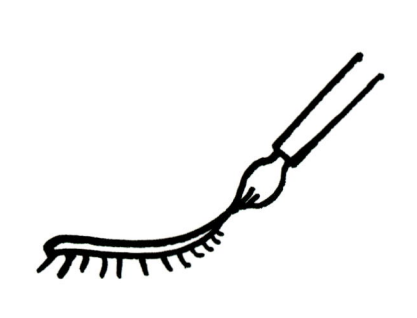

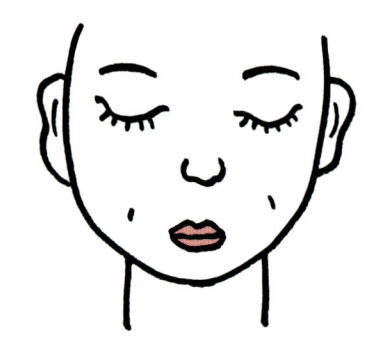

28 リップクリームと口紅

> くちびるの乾燥と色の変化をカバーし、○○さんらしい口元にするため、口紅をつけてよろしいですか？

　ノーであれば、色のないリップクリームかオリーブオイル、あるいはワセリンなど塗布させていただきます。

▶パレットを広げて、それをご覧いただきながら

> いつもはどのような色でしたか？
> くちびるはどのような色にいたしましょう。

　パレットにあるときと塗ったときでは、色が変わることがあります。少し塗ってから「この色いかがでしょう」とよく確認します。ご家族が納得いくまで、確認を繰り返します。
　すでにくちびるが乾燥傾向にある場合は、口紅の前に下地としてリップクリームを使います。乾燥が強い場合は、顔のクレンジングマッサージを始めるときにオリーブオイルなど油分を塗布し、その上にラップを当てておきましょう。しっとりとして、口紅がのりやすくなります。

> （お子さんに）お父様のくちびるに、塗ってさしあげませんか？
> （ご主人に）奥様に口紅をお願いします。

　呼吸する、食べる、話す、歌う……、人間の営みを象徴する部分だからでしょうか。その口に注目することになる口紅やリップクリームをつける行為によって、貴重な看取りの場面になったという多くの事例があります。父親のくちびるに口紅を塗りながら、「この口としゃべったなあ」としみじみと漏らした男性もいらっしゃいました。

> **くちびるは特に乾燥が強い場所ですし、くちびるの色は顔色にも大きく影響しますので、お帰りになってからも随時上からつけてさしあげてください。**

その人らしくエンゼルメイクするには

「その人らしくエンゼルメイクするのがとても難しい」という声がよく届きます。

難しいのは当然なのです。ナースがその患者さんに会うのは、病気になってからのことがほとんどで、その人が元気に活躍している様子は知らないのですから。

ご家族が思うその人らしさとは、元気なころのその人の表情であり、姿なのです。ですから、「その人らしさは、ご家族の記憶のなかにある」と考え、その人らしくするためには、ご家族に尋ねることが必要となります。こまかに尋ねながらメイクしたことによってその人らしくなり、ご家族は「○○に戻った」「そう、○○さんはこういう顔だった」という声とともに和んだ雰囲気になったという事例がたくさんあります。

顔はその人らしさが集中した部分ではありますが、顔だけではなく、髪の分け方はどうだっか、前髪はどんなふうにしていたか、愛用のヘアトニックはあったかなど、こまかく伺えば伺うだけ、その人らしさにつながります。

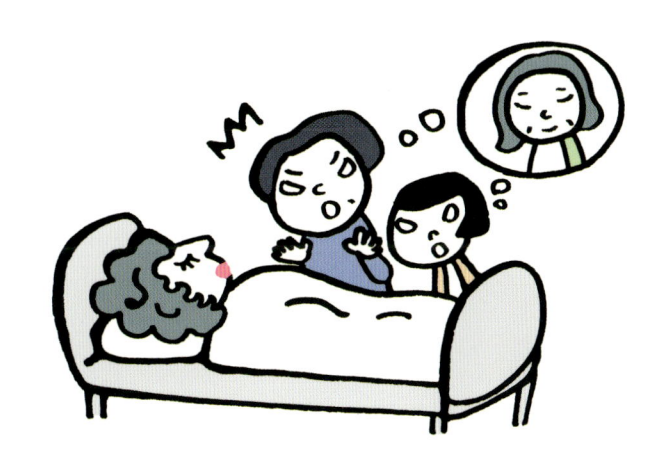

顔のエンゼルメイクの基本手順

　手順自体は、私たちが日ごろ行っているメイクと変わりありませんが、「乾燥、蒼白化などご遺体特有の皮膚の状況への対応であること」「最期の看取りの一場面であるとこ」などを意識します。

　作業に集中して無言にならないように注意し、ご家族とコミュニケーションをとりながら進めます。以下の手順をすべて行わなければならないわけではありません。状況によって適宜、工程を省略・追加（化粧水、クリームなど）してください。

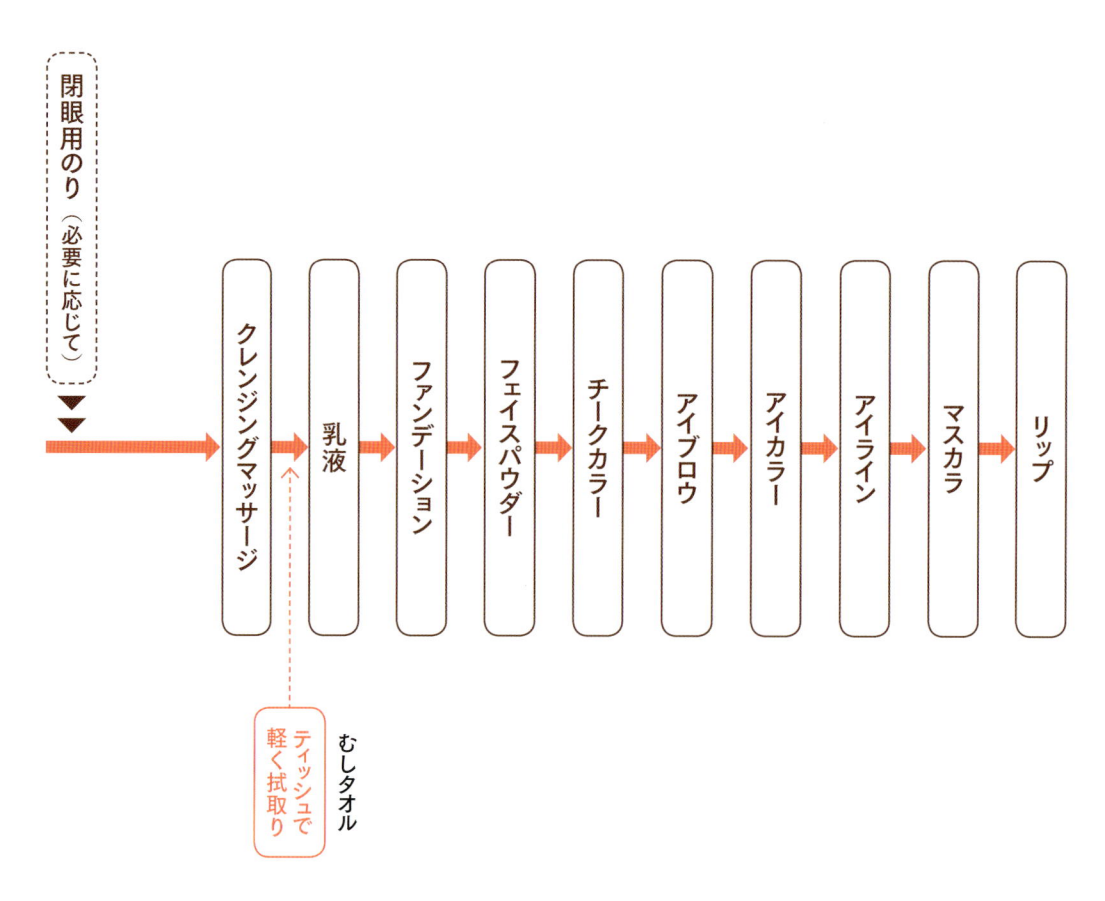

閉眼用のり（必要に応じて） → クレンジングマッサージ → 乳液 → ファンデーション → フェイスパウダー → チークカラー → アイブロウ → アイカラー → アイライン → マスカラ → リップ

※乳液のあと：ティッシュで軽く拭取り／むしタオル

29　顔にかける白い布

▶説明のタイミング→顔の整えの終了後

> 当院(私ども)では、この布は基本的に顔にかけない方針です。いかがいたしましょうか？

> かけないでほしいですけど、かけなくてもいいんですね。これもならわしですね。意味は？

> このならわしも、封じる感覚と関係しているようです。

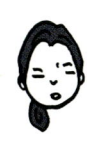

あるときクレームが……

　榛原総合病院では現在、白い四角い布は基本的にかけません。そのきっかけとなったのはご家族の声でした。エンゼルメイクで顔を整えると、「布はかけないでほしい。きれいにしていただいたし」とおっしゃったのです。その後ナース側でも「亡くなっても、生きている患者さんと基本的に区別しない」という結論が出て、白い布をかけない方針に定まりました。
　A病院も白い布をかけない方針にしたところ、問題が起きたそうです。

患者さんが亡くなり、顔に白い布をかけないでお帰りいただいたところ、外来受診に来ていた患者さんがそれを目撃して、白い布をかけていないことに驚き、あとで病院に「なぜ白い布をかけないのだ」とクレームの電話を入れてきたというのです。A病院では、ご遺体をのせたストレッチャーが、外来エリアを横切るつくりになっているようでした。

　クレームの電話を受けた病院担当者は即座にお詫びして、そのあと看護部に、白い布について再検討するよう依頼したそうです。

　それを受けて看護部での議論が行われ、論点は「顔をどこまで隠せば問題ないか」になりました。口まで、あるいは口と目は隠したほうがいい等々はじめは意見が分かれましたが、そのうち、なぜ四角い白い布をかけない方針にしたのかよくわからなくなってしまい、建設的な議論ができなかったということでした。

こんな対応方法がある

　榛原総合病院のように、亡くなった患者さんに接する基本姿勢が定まった病院では、このようなクレームがあった場合、たとえば次のような対応を考えると思います。

(1) クレームの電話の主に、白い布をかけていないのは落ち度や怠慢ではなく、ご家族の「かけたくない」という意向もあり、死の印づけとしての四角い白い布はかけずにお帰りいただいていると説明を行う。もちろん、驚かせたことははじめにお詫びしたあとに。
(2) 外来エリアでは、亡くなった人とは縁遠い、あるいは見ず知らずの人が目にすることになり驚く可能性がある。そこで、そこを通るときだけ例の四角い白い布ではなく、死を連想させないようなもの――ご家族のお持ちのハンカチやタオルなど――をかけるなど対処を考える（具合が悪くなり道で倒れた人の顔にかけてあげる発想）。
(3) お帰りの出口までのルートを変更したり、あるいは別の出口を使う検討をする。

30 退院後の葬儀関係業者のサービスについて

> 儀式の準備の段階で、葬儀社の方から湯かん（納棺）やエンバーミングサービスのご案内があるかもしれません。これらはサービス内容に違いがありますので、よく説明を受けてからご判断ください。

湯かんとエンバーミングサービス

　湯かんとエンバーミングサービスは、葬儀の準備として身体を整える二大サービスですが、実施法や目的に大きな違いがあることをご家族側はあまり知りません。内容をよく知らずにサービスを受け、後悔してしまったケースもあるようです。

エンバーミング（遺体衛生保全）サービス

目的：防腐処理、外見の修復

欧米から伝わった文化であり技術。専用の施設で、専任スタッフが行う。施術時、家族は同席しない。洗体のあと、血管から防腐剤を注入し、身体の破損などを含め外見を修復する（薬剤や器材を使用）。専用の施設で行われるため必ずご遺体の搬送が必要となる。ご遺体に穿刺や切開などを施すのを望まない家族にはあわないサービス

湯かん（納棺）サービス

目的：あの世への旅立ちの準備

近年に日本で始まったサービス。自宅やメモリアルホールなどで、湯かんスタッフが専用の湯船（身体をお湯につけない方式）で身体をきれいにし、ヘアメイク、着付けを行う。ご家族はその様子を見守る。ご家族が手を出すことがある場合も。日本の古式の流儀にのっとって口上を述べるなど、儀式的雰囲気のなかで行われることが多い。業者によって演出にバリエーションがある。

31 病室から迎えの車までの移送
（霊安室使用の有無も含め）

▶霊安室を使用せず、病室から直接出口へ移送する場合

> 当院では、病室でストレッチャーに移っていただき、そのまま車まで移動していただいております。

お迎え（多くの場合は葬儀業者）の車が到着すると、警備室などから病棟に連絡が入るので、葬儀社にはケアが終了するまで待機していただく。病室にストレッチャーを押して来てもらうときは、いかにもご遺体を運ぶと連想させるものではない普通の掛け物をストレッチャーにかけて来ていただく。

> 霊安室に行かなくていいんですか？

> はい。できるだけいままでどおりに患者さんにご退院いただきたいと考えており、基本的には霊安室に行かない対応をしています。もちろんご希望があれば霊安室に行くようにいたします。

▶ご家族に抱えていただくという形でベッドからストレッチャーに

> よろしかったら、みなさまの手でなさいませんか？

　これはナースの提案で、あるホスピスクリニックが実施していることです。ただし、ご本人の体重や、ご本人とご家族の関係性なども配慮する必要があります。

霊安室の検討を

　読者のみなさまには、霊安室の必要性について検討していただきたいと思います。何度も述べているように榛原総合病院では、亡くなった患者さんに対し「生きている患者さんと基本的に区別しない」という結論が出て、それ以来、霊安室は基本的に使用しなくなりました。

　建て直した新しい病棟にも霊安室は存在しますが、従来のような焼香や線香など死の祭事は行わないので、ご遺体専用の冷蔵庫を据えたシンプルなスペースです。

32 お見送り

> 無言でお辞儀。あるいはお迎えの葬儀社の方に「よろしくお願いします」と声をかけたあと、ご家族にお辞儀。車が見えなくなるまで見送る。

大切な区切り

　医療者の見送りは、ご家族にとって予想以上に特別なシーンとして心に残るようです。担当医の姿がなかったことに、忙しいとはいえ納得がいかないと繰り返し話す人もいます。業務の多忙さから考えると、お見送りに出るのは、担当ナースと師長、それから可能なら担当医などのメンバーになることが多いことでしょう。

　考えてみれば、亡くなってお帰りになる患者さんを担当したのは、医師とナースだけではありません。病状によっては、管理栄養士、理学療法士、あるいはご家族がソーシャルワーカーと深くかかわったかもしれません。場合によっては医師やナースよりも長く濃厚にかかわったスタッフもいることでしょう。

　「お見送り」の場面に限定しなくてもよいと思いますが、かかわった人の「区切り」ともなるような何かを、今後は検討してもよいのではないでしょうか。たとえば、メッセージをあとから送るなども、いいかもしれません。

足が先か、頭が先か

　榛原総合病院内の定例検討会で、病院の出口からストレッチャーが出る際、「足が先がいいのか頭が先がいいのか」が話題になったことがあるそうです。「生きているときと同様に」と考えれば足を先にが自然だ、という話になりました。しかし葬儀社のご遺体搬送用の車は頭から乗るようになっていて、足を先にして病院の出口を出ると、そこでぐるり回転してから車に乗ることになり、目が回る感じになってしまい、やはり頭を先にしたのだとか。

　このように小さな点もきちんと話し合う——これが丁寧な接し方につながるのではないでしょうか。

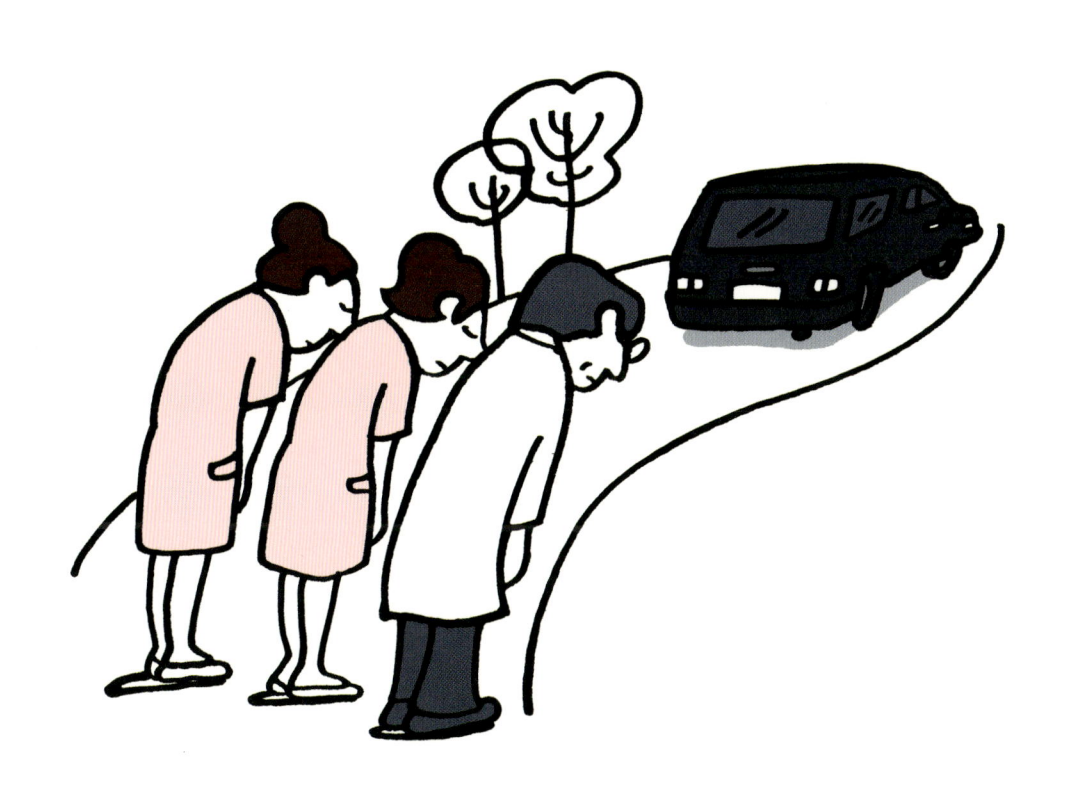

コストに関する知識

　診療報酬の範囲外である死後ケアの料金は、「療養の給付と直接関係ないサービス」として、実費請求が認められています。料金設定は施設独自に行われ、5000円前後から1万円くらい、施設によっては5万円程度を「死後処置料」として請求しています。　榛原総合病院の請求額は、病棟が6000円、外来が1万円です。

　みなさまの職場での料金、その額の算出の内訳などについても知っておく必要があると思います。

ご家族の方から料金について質問や意見があったという話は聞いていませんが、聞かれずとも答えられる用意はあったほうがよいでしょう。

　将来は事後承諾ではなく、入院時の承諾事項などにあらかじめ盛り込んでおく必要が出てくるかもしれません。

　すでに事前に、死後処置料の承諾を書面で得ている病院もあります。

死後処置料の算定例

患者さん1人当たりのコスト（a + b）＋技術料＝死後処置料

a ＝ 人的コスト（処置にかかる平均的な時間×処置に必要な人数）
　　→看護師の平均的時間給から計算
b ＝ 物的コスト（必要物品）

33 開口への対応

> お口を閉じる方向でご説明してよろしいですか？

無理に閉じてほしくない希望される場合もあるので、必ず確認。

> はい。どんな方法があるんですか？

> 枕を高くして顎の下に丸めたタオルを挟む方法や、お口を閉じる専用のものを使う方法などがあります。この写真のように使用します。

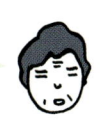

　枕を高くしすぎると首が屈曲するため、体液が自然におりるのを妨げてしまいます。枕を高くするときは、「スロープ状」を意識します。チンカラー（ご遺体の口を閉じるグッズ）は実際のものを、あるいは装着の様子がわかる写真（P.107参照）をお見せしながら説明するのがよいでしょう。
　包帯を顎の下から頭に回して縛る方法や、顎バンドを使う方法は、ご家族はとてもつらい印象を受けます。また、包帯が当たった場所の皮膚が変色したり顔面に浮腫ができたりなど、残念な事態を招くだけですので絶対に行わないでください。

> それを使うと苦しいんじゃないかしら。

では、枕を少し高くしてタオルを顎下に入れましょうか。ご帰宅後、タオルを外してもお口が開かなければ（死後硬直により固定されたと考えられる）、もう入れなくてかまいません。

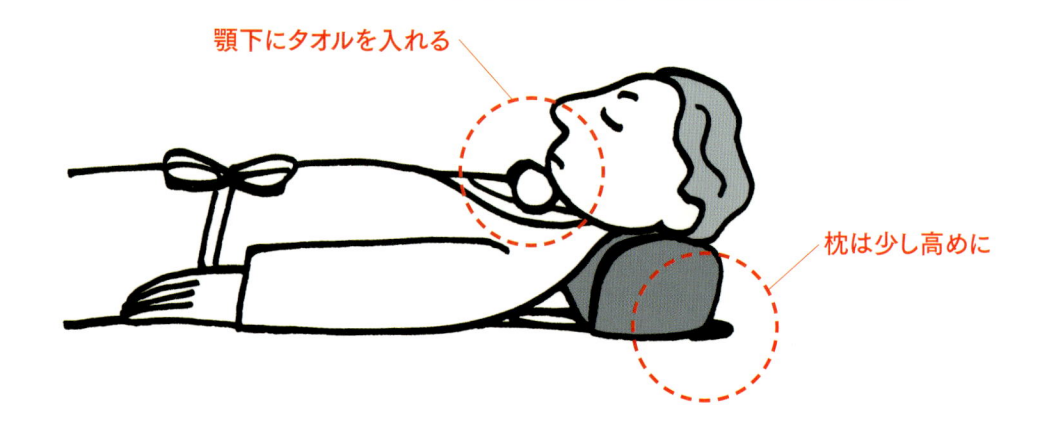

顎下にタオルを入れる

枕は少し高めに

▶チンカラーを使用することになった場合は、装着後に

当たる部分の肌が変化してしまう場合があります。ご帰宅後、外してみてお口が開かないようでしたらそのまま外し、もし時間がたって再びお口が開いた場合にはまた装着していただいてもかまいません。

▶口元のみ少し開いている場合

自然にくちびるを合わせるために、入れ歯安定剤をお口の中につける方法がありますが、それを行いましょうか。

これはあくまでも一案ですが、口元のみ少し開いている場合に、自然に閉じることができる方法です。口腔ケアをしたのち、歯の表面にぐるりと入れ歯安定剤を塗布し、そこに接する口腔内にも安定剤をのばして、口元を閉じてしばし押さえます。

▶「閉じなくていい」「閉じないでほしい」とご希望の場合

> では、そのようにさせていただきます。口の中の乾燥が心配ですから、油分を塗りましょう。それと、これから多少顎が硬くなりますので、その状態のあいだは無理に閉じずに、時間が経って緩んでから口を閉じてください。また、硬い状態のうちにどうしても閉じたい場合には葬儀社の方に相談してください。

油分はオリーブオイルなど職場にあるもので可。乾燥対策として、外気に触れないようハンカチやガーゼで口元を覆うといった方法もいいでしょう。

チンカラー

ご遺体の下顎を支えて口を閉じる専用商品で、ヨーロッパから輸入されている。臨終直後の使用は、チンカラー使用が局所的浮腫の原因になったり、脆弱な皮膚を圧迫して悪影響を及ぼす場合があるので注意が必要。色は乳白色。火葬可。サイズはMとL。1個1600円くらい。

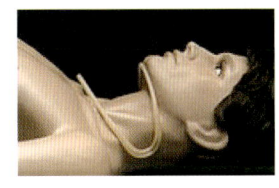

取り扱い会社
（問い合わせ、サンプル希望などはこちらに）
● 株式会社M2コーポレーション
　チンカラー事業部
　商品名：ノーモス社・チンカラー
　　http://sozoku.dreamblog.jp/
　　東京都豊島区東池袋 3-1-4-1027
　　TEL 03-5954-2378
　　1個単位でも購入可。
● ブレインズオブエンジェル合同会社
　商品名：チンカラー
　　info@boa.co.jp
　　TEL 043-205-0511　FAX 043-205-0512

33　開口への対応

34 目蓋が閉じにくい場合

▶クレンジングマッサージをするころに、あらためてきちんと閉じる対応をするとして

> 目蓋が閉じていないと、目の表面が急激に乾燥します。まずは乾燥をおさえるために目に油分を塗布しておき、あとでお顔を整えるときに、ご相談しながら閉じる対応をさせていただきたいと思います。

油分塗布がノーなら、湿らせたガーゼなどで眼をカバーします。

▶クレンジングマッサージ時に閉じることができなかった場合

> 目蓋のふちに二重目蓋用ののりを少しつけて閉じることができます。いかがでしょう。

　　二重目蓋作成用ののりは、ゴムが液体になっている商品のため、やり直しもできて扱いやすく、その後も目蓋がひきつったりしないのでおすすめします。目蓋のふちに塗り、その部分を少し乾かしてから目蓋を合わせます。
　　一般の接着剤などはご家族が受け入れがたく、また接着部が固定されてしまい時間とともに目蓋がひきつれてしまう危険性があるため、おすすめできません。

「痛そうだからやめて！」

　目蓋が開いている場合、お別れ（お過ごし）の時間に入る前に手で閉じてさしあげます。

　目蓋が閉じにくい場合として、これまでの看護関連書には、ガーゼやティッシュを小さく切り、それを目蓋の内側にはさみこみ、その摩擦を利用して閉じる方法が紹介されていました。しかし、この方法は、ご家族がつらく感じ、「痛そうだからやめて」といった声も聞かれます。

　ちなみに、修復技術を持つエンバーミングでは、目蓋が開かないように表面にギザギザがつき、目蓋に膨らみを持たせるご遺体専用の肌色のアイキャップを使用することがあるようです。

35 入れ歯が入らない場合

▶口腔ケアを終えたあと、ご本人の入れ歯を入れようとしたが入らない場合

> 入れ歯が入らなくなってしまう方は、少なくありません。残念ですが、歯を外して療養しているうちにどうしてもお口の中が少し変形してしまいます。

入らなかった入れ歯は、説明をしながら大切にご家族に渡します。

▶エンゼルデンチャー（エンゼルメイク専用義歯：次頁参照）の案内をする場合

> このような義歯があります。よかったらお使いになりませんか？

ご本人の入れ歯が入らなかったというだけではなく、上あるいは下の入れ歯のどちらかを失ってしまった、あるいは高齢の方で何年も入れ歯をつくっていなかった、などの方にも使えるグッズです。

含み綿よりエンゼルデンチャー

　歯を入れてあげたいという思いが強いご家族は少なくありません。「歯がないと食いしばれなくてかわいそう」とおっしゃることもあります。しかし、治療や療養のために外していた入れ歯を再び入れようとしても、口腔内が変形してしまい、入らなくなっていることが多いのです。
　これまでは、入れ歯がないぶんを含み綿で補うことがありましたが、綿が口元から見えたりなど不自然な印象になりやすいという問題がありました。そこでおすすめしたいのが、エンゼルデンチャーです。

エンゼルデンチャー

ワックス製で、手で成形し直したり、ハサミでカットしたりが可能。やや小ぶりにできて挿入しやすい。上下一対で1300円。
発売元　株式会社素敬　http://www.sokei.jp/

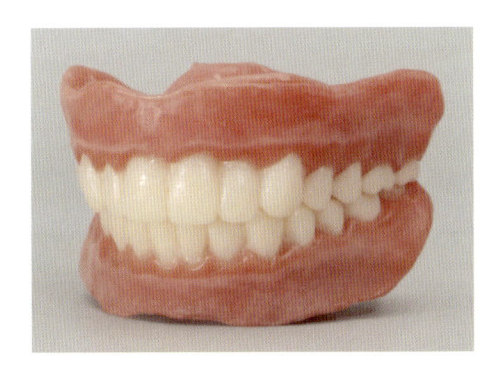

36 黄疸がある方に

▶説明のタイミング→顔にファンデーションをつける前あたり

> 黄疸が出ている関係で、時間とともに○○さんの肌色が変わってくると思われますが、自然現象としての変化ですので心配なさらないでください。

うっすらとではなく、わりに顕著な肌色の変化です。知らないで目の当たりにして困惑しないように、必ず伝えるようにします。

> いつごろ、どんな色に変わるんですか？

> 個人差があるのですが、目安として1日くらいたつとグレーとグリーンが混じった感じの色になり、2〜3日目くらいになるとグレーが強い、くすんだような肌色になる場合が多いです。黄疸をもたらしているビリルビン色素の酸化などが関係しているようです。

24〜36時間ほどで「黄色→淡緑色」、36〜48時間ほどで「淡緑色→淡緑灰色」と覚えていてください。

> いまの黄疸の顔だって、友達などに会わせるのは難しいかなと心配しているのに、灰色にくすんでしまったら余計にみんなに会わせるのは無理でしょうね

> そんなことはありません。これからカバー力のあるファンデーションでカバーいたします。ご帰宅後、時間がたって必要だと感じた場合は、上からファンデーションを重ねてください。やり方が難しいときには葬儀社の方に相談するといいでしょう。

化粧品でカバーできる

　黄疸のある方には、黄色（クリーム色ではなく濃い黄色）のファンデーションをベースメイクに使用したり、肌色のファンデーションに黄色ファンデーションを混ぜてカバーします。

　お顔が土色に近い肌になっている場合は、黄色の代わりにオレンジ色のファンデーションを使用すると自然にカバーできます。

エンゼルメイクセットのファンデーションのカラー見本。
濃い黄色やオレンジなど、一般のファンデーションよりも
黄疸のある方や土色の顔色をカバーする力の高い色を揃えている。

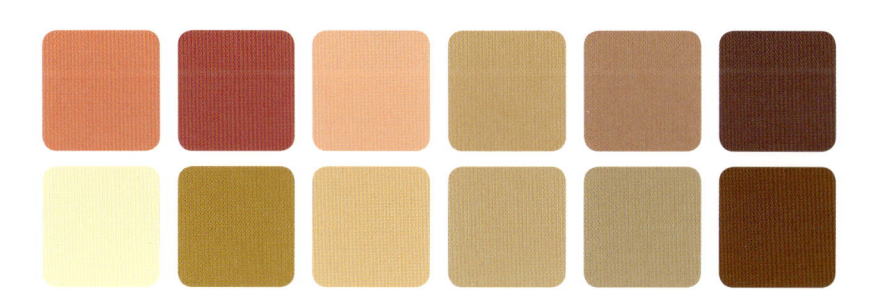

眉のあたりや口のまわり、髪の生え際などは、ほかの部分より濃くくすむ場合があるようです。なかには時間が経ち、「眉が生えていないのに眉が浮き出てきた」「口のまわりに輪っかが浮き出てきた」と驚いたご家族もいらっしゃいます。それらは黄疸による自然な変化ですので、もしそうなったとしても上から化粧品でカバーすれば問題ありません。

毛髪の生え際に注意

　ビリルビン色素の沈着が多い部分は、色の変化が強く出るようです。ビリルビンは弾性繊維のエラスチンと高い親和性があり、エラスチンの多い部分——毛根部（眉毛、髭、毛髪の生え際など）など——に変化が強く起きます。

　髪の生え際などはファンデーションでカバーしきれないので、帰宅後にその部分の肌色の変化に困惑して病院に電話が入ったケースもあります。その場合は、前髪を垂らして見えにくくするなどを提案するとよいでしょう。

37 顔面のうっ血

▶急性心機能不全で亡くなった方のなかには、顔面にうっ血が生じる場合があるので

> ○○さんの場合、お帰りになったあと、お顔にうっ血が出てくる可能性があります。病状による自然な変化ですが、お顔の穏やかな印象がそこなわれてしまいます。うっ血が出たらカバー力のあるファンデーションをお使いになるといいと思います。

殴られたと誤解されることも

　急性心機能不全で亡くなった場合、顔面の下半分に濃いうっ血が生じることがあるため、何も知らずに帰宅したご家族はたいへん困惑します。
　帰宅してほんの数時間で、濃い色のうっ血が出たのを目の当たりにしたあるご家族は「医療者に殴られたのでは？」と思ってしまいました。またあるご家族は「なにか変な薬物を使われたのでは」と思ってしまったそうです。それほどに、ぎょっとするような、つらい印象なのです。
　ですから、急性心機能不全で亡くなった方のご家族には、死後ケアの際に忘れず上のように説明しておく必要があります。あるいは、お渡しする文書に盛り込むだけでなく、下線を引いておくなど配慮が必要でしょう。

38 顔面腫瘍・傷・潰瘍／チューブ痕

> 傷のところを、医療用のテープなどを使用して整えてよろしいでしょうか。その上にメイクすると、かなり目立たなくなりますので。

「革皮様化」を防ぐ方法

　傷や腫瘍あるいはチューブ類の痕などのように、表皮が失われている状態で外気に触れていると、乾燥・収縮・変形などにより「革皮様化」してしまいます。それを防ぎ、あるいは目立たなくするため、次の手順で対応します。

❶その部位に、医療用の肌色テープ（マイクロポアなど）をサイズに合わせて貼り合わせていく。陥没がある場合は、ガーゼや綿球などで調整したあとに貼付。出血や滲出液があるときはそれを拭い、適宜ガーゼなどを当てたあと貼付。流れ出るように出血や滲出液がある場合は、固定するためのニュークリーンジェルスプレーを使用後、ガーゼをしてテープを貼付。
❷その上に透明のフィルム剤を貼付。
❸さらにその上に、ふたたび肌色テープを貼付。このときテープが重ならないよう貼り合わせる（重ねると表面がでこぼこになる）。
❹乳液、ファンデーションなどでメイクをする。

　くちびるや小さな潰瘍などには、「フィルム剤＋肌色テープ」を貼り、

その上から口紅、ファンデーションなどを使います。縊死の場合の首の部分も、表皮剥離しているならば以上の対応でいいでしょう（その上からスカーフなどで覆う場合も）。

　表皮が失われていない傷なら、肌色テープのみを貼付してメイクすればいいでしょう。また、顔やその周辺以外のみなの目にふれない部分であればメイクの必要はないかもしれませんので、ご家族と相談して判断してください。

身体損傷が大きい場合

　事故などで身体の損傷が大きい場合は、ガーゼや包帯で対応したのち、洗髪や可能な部分の保清など「身だしなみを整える」という形でよいと思います。

　ただ、ご家族が損傷部分をできるだけ修復したいご様子なら、葬儀社への相談をうながします。

39 褥瘡のある方に

お尻（あるいは踵、頭など）の床ずれは、時間とともに、においが気になりだす場合があります。それをおさえるためにラップで密閉しますが、それでも後からにおいが出て気になりましたら葬儀社の方に相談してください。また、もし滲出液が沁み出てきたら、新しい紙オムツに交換してください。

褥瘡に効果的な薬剤

　ステージⅡ以上の褥瘡部は、腐敗、悪臭、滲出液の漏出などの可能性があります。通性嫌気性細菌によるご遺体の中からの腐敗とは違い、褥瘡は開放創として多種多様な細菌が腐敗・変性をもたらすようです。また仙骨部の褥瘡だと仰臥位時の下方部分にあるため水分などがたまりやすく、さらに腐敗が助長されます。

　遺体管理の専門家は、まず患部を清拭・洗浄し蛋白質や滲出液を取り去ったあと、次の薬剤での消毒をすすめています（使用薬剤の選択については、職場で十分に検討してください）。

- アルコールやアルコール系消毒薬
- アルデヒド系のホルマリンやグルタルアルデヒド
- フェノール系薬剤
- 次亜塩素酸ナトリウム

また、特有の臭気を発し、死後もそれが持続すると思われるシュードモナス属で汚染されているステージⅡ以上の褥瘡に対しては、遺体管理の専門家は患部に強い蛋白質固定作用を有する薬剤（フェノール系、アルデヒド系、アルコール系薬剤、あるいは遺体使用専用の蛋白質固定ゲル）を塗布し、臭気対策としてラップでの密閉をすすめています。

　しかしこのような対策は遺体管理の専門家に任せればよいと思います。ナースは、患部を清拭あるいは洗浄したのち、いつも生体に使用している薬剤で消毒してラップで密閉し、滲出液が漏れ出た場合はガーゼか紙オムツを当てるというところまででよいのではないでしょうか。冒頭の説明例文では、そのような対応をしています。

ステージⅡ以上の褥瘡ができた場合は

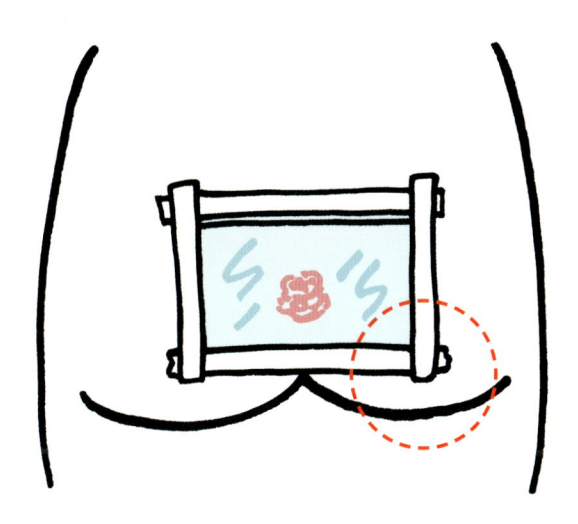

患部を清拭もしくは消毒したあと、ラップで密閉する。
　（ラップ療法とは違い、臭気や滲出液をおさえるた
　　めにラップのまわりをテープで完全に密閉する）

40 るいそうの方に

▶もしご家族から「げっそり痩せちゃったのはどうにかならないでしょうか」と問われたら

> 以前は綿を入れたりもしたのですが、かえって不自然な表情になってしまいます。どうしてもふっくらとしたお顔にということであれば葬儀関係者にご相談ください。

含み綿はかえって不自然になる

　基本的に、るいそうについてはあえてご家族には言及しなくてもよいと考えています。従来は、るいそうの患者さんが亡くなった場合、少しでもふっくらさせようと、頬や目などに含み綿が行われることがありました。
　しかし、含み綿では頬や目蓋を自然な感じにふっくらさせるのは難しく、さらにコメカミ部分は綿を入れることができないので（エンバーミングでは、液体を注入してふっくらさせる）、かえって含み綿をしたことでその人らしくなくなってしまいます。
　またご家族は、徐々に痩せていくのを目の当たりにしてきたので、るいそうの状態を受け入れている面もあります。ご家族は「どうしてもふっくらした顔にしてほしい」と望んでいるわけではないと思います。エン

バーミング関係者からの情報では「ふっくらさせてほしい」とエンバーミングの依頼があるケースの多くは、ご家族ではなく、亡くなった患者さんに元気なころにしか会っていなかったご親戚の方の提案だそうです。

　死後ケアを「近しいご家族に向けての最期の看取りの場」と考えるなら、ふっくらさせる以外の保清や身だしなみの整えに時間をとって手厚く対応したほうが、ご家族の満足につながるのではないでしょうか。

人工肛門・胃ろう・ペースメーカーはどうするか

　腸管内の腐敗（通性嫌気性細菌）とは違い、人工肛門の排泄孔の表在部分（腸管内膜）やその付近では、好気性細菌が関与して比較的早くから腐敗・変性が起きます。

　それによって水分が生じるため、まず表在部分とその周辺の清拭・消毒をし、次に蛋白質固定効果のある薬剤や製品（ホルマリン固定液やグルタルアルデヒド〈ステリハイド〉）を表在部分に塗布したのち、縫合することを遺体管理の専門家はすすめています。ただしこのあたりは医師とともに病院全体で基本方針を決めておくべきでしょう。

人工肛門

　縫合を行うかどうかも含めて医師の責任の範囲として、医師が直接ご家族の意向を聞いて、対応を決定するのがよいでしょう。

　ただし選択肢は、
(a) バッグをこれまでどおりに装着したままにする
(b) バッグはつけない
のいずれかです。

　(a) をご希望の場合は、排泄孔を消毒・清拭したのち、新しいバッグを装着し、その後も必要に応じてバッグ交換を行っていただく説明をします。

　(b) の場合なら消毒・清拭ののち縫合し、その上にドレッシング材を貼って密閉します。縫合をしない場合は、消毒・清拭後にドレッシング材で密閉するという対応でよいのではないかと思います。なおドレッシング材は、その後の腸内のガスの増加によって剥がれてしまわないように、できるだけ広い面積に貼付したほうがよいようです。

胃ろう

　器具を取り去るのかどうかなど対応の基本姿勢を医師とあらかじめ決めておき、やはり医師からご家族の意向を聞いたうえで対応してください。胃ろうは、排泄のための人工肛門と違い、食事を入れていた部分なので、「これがなくなると食事がとれなくなってしまうからそのままにしてほしい」あるいは「胃ろうにしてよかったのだろうか」などさまざまな思いがあることを留意してご家族の意向を伺う必要があると思います。

　なお、人工肛門のバッグも胃ろうに使用する器具も、火葬には問題ないようです。

ペースメーカー

　ペースメーカーについては、これまでは担当医が切開をして取り去っていたところが多いようです。しかし最近では「亡くなってまで身体を切りたくない」と希望されるケースが出てきており、そのご希望に沿う場合もあるようです。

　ペースメーカーは火葬の際に熱によって破裂しま

すが、ご家族がご覧になる前に火葬場の担当の方が破片を取り去ってくれるそうです。地域によっては、ペースメーカーは病院で取っておいてほしいとする火葬場もあるようですから、あらかじめ火葬場あるいは葬儀社の方などから情報を得ておく必要があるでしょう。

　以上についての医師による確認のタイミングは、死亡宣告の直後ではなく、お別れ（お過ごし）の時間が終わったあとから保清ケアに入る前のあたりがいいでしょう。

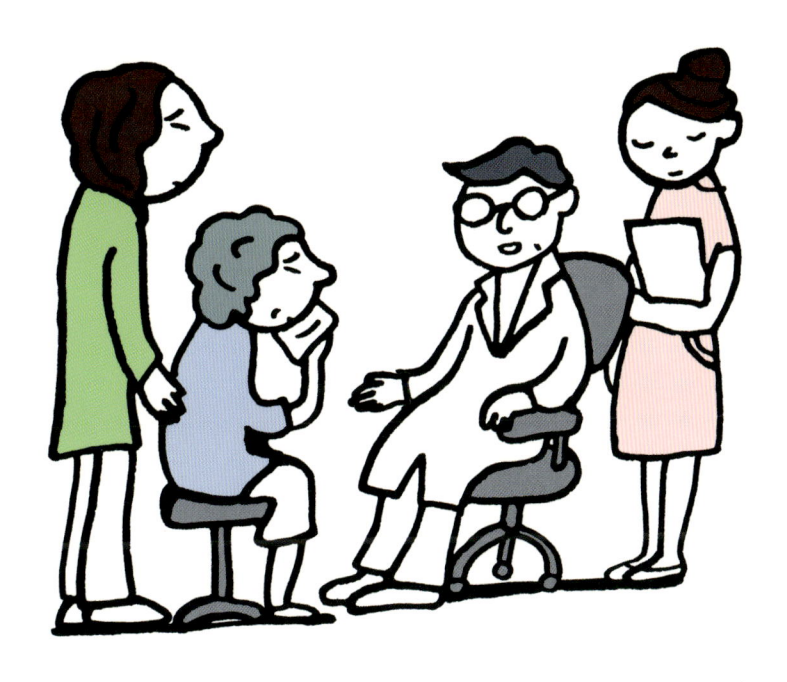

付録　退院時文書の活用

　エンゼルケアの限られた時間内に、必要な点をご家族に伝えるのは、口頭では限界があります。また、たとえ声かけや説明ができても、喪失の直後の平静ではないご家族の耳に届いていない場合もあります。
　そこで、文書の活用をおすすめします。
　どのご家族にもお伝えしておきたい最低限のことなどを、職場で議論してまとめ、文書にしてお渡しすれば、
- 文書に書いた以外のこと（たとえば、ご家族が知らない闘病中の患者さんの様子）を伝えたり、ご家族の思いなどお話を聞く時間がとれる
- 看取りの経験が乏しいご家族には知らないがゆえの不安があり、それがストレスになる場合もあるが、文書を受け取るとご家族は安心するなど、ご家族とのコミュニケーションの充実につながるからです。

　次頁に、エンゼルメイク研究会で作成した文書を添付しましたのでご利用ください。なお、ご利用の際には次の点に留意願います。
- 病院からの死亡退院という設定で作成しています。福祉施設などからの退所や在宅の場合は、「退院後」を「今後」に置き換えるなどしてください。
- 臨終直後のエンゼルケア時の説明では、「腐敗」はご家族にとってつらい言葉としてなるべく避けていますが（p.75参照）、文書を読むのはそのあとであること、「腐敗」という言葉を使わないと伝わりにくいことなどから、文書では「腐敗」と表記しています。
- 連絡先には、病院（施設）名、部署名、電話番号を入れていただきたいと思います。
- 文書の余白に、個別的な身体変化や対応法などの追記をおすすめします。

ご家族へ

ご家族のみなさまのご心痛をお察しいたします。
ご退院後の患者様の身体の変化などについてまとめましたので、あとでご参照ください。

患者様の身体にあらわれる主な変化と対処法

今後、患者様のお身体は、時間の経過とともにいろいろな変化があらわれます（変化の出方には個人差があります）。いずれの変化も異常事態ではなく自然現象です。以下、主な変化の種類と対処法です。

▶肌の乾燥

全身の肌、特にお顔、なかでもくちびるは乾燥しやすくなります。顔・首・耳にはクリームやクリームファンデーション、くちびるにはリップクリームや口紅が乾燥対策になりますから、適宜お使いください。

また、エアコンの風などが顔にあたらないよう注意しましょう。

▶肌が弱くなる

弾力などが失われ、肌が弱くなるので、圧迫したり強くこすったりはできるだけ避けましょう。

▶血色が失われる（蒼白化）

あらかじめ血色を補う化粧を行っていても、その後さらに血色が失われますので、気になった際は、耳、目蓋、頬などにチークなどを重ねてつけてください。

▶黄疸がある方の肌色の変化

黄疸の関係で、時間とともに肌の色がくすむように変化します。眉の部分や口のまわりなどのみ強くくすむ場合もあります。化粧をしていてもくすみが目立ってきた場合は、ファンデーションでカバーしてください。

▶身体が硬くなり（死後硬直）、やがて緩む

時間とともに、顎のあたりから全身が徐々に硬くなり、さらに時間が経つと緩んできます。そのために、時間が経ってからお口が開いてしまうこともあり、その場合には丸めたタオルなどを顎の下にあてるなどして閉じてください。なお、亡くなった人専用の入れ歯も商品になっていますので、必要であれば葬儀関係者にお尋ねください。

▶出血／体液の流出（※）

鼻や耳からの出血、口や鼻から体液の流出が起きる場合があります。血液など体液は、吸収力のあるパッドなどを当てて吸収してください。必ず止まりますのであわてないで大丈夫です。血液を含む体液の対応をするときは、ゴム手袋をつけて行い、吸収したパッドやティッシュや手袋はビニール袋に入れて処理してください（どなたにも標準的に行う感染防止策です）。

▶においの発生（※）／腹部が膨らむ（※）

体温が下がらないと、お腹の中からはじまり、

胸、全身へと広がる腐敗現象が進みやすくなりますので、室温は低く保ち、夏は特に冷房を強くし、布団のかかっているお腹や胸あたりが温かくなっていないか確認したほうがいいでしょう。また、冷却がなされても※印などの状態になる場合がありますので、葬儀サービスを受ける場合はその担当者にご相談ください。

儀式に向けた患者様の身支度などについて

　私どもでは、ご退院のための身支度をさせていただきました。お通夜や告別式などの儀式に向けた身支度については、葬儀社の方と相談なさってください。
　価値観の多様化に伴い葬儀関係のサービスの種類が増えました。サービスの内容をよく聞いたうえで、どれを選択するか、あるいはそのサービスを受けるか受けないかをお決めになることをおすすめします。

届け出について

　各種届け出は早くとも7日以内ですから、あわてなくても大丈夫ですが、参考までに届出期限が14日以内のものを記します。
※手続きの内容、届け先、期限の順に記す

・死亡届─市区町村役場─7日以内（必要書類は、死亡診断書あるいは死体検案書。届出人は親族などで死亡届に署名・押印する人。窓口提出は葬儀社など代理人でも可。死亡届をすると埋火葬許可証が発行される）

・年金受給停止手続き─市区町村役場または社会保険事務所─10日以内

・国民健康保険資格喪失届─市区町村役場─14日以内

・介護保険の資格喪失届─市区町村役場─14日以内

・世帯主の変更届─市区町村役場─14日以内

患者様のことでご不明な点、お困りのことなどありましたら、遠慮なくご相談ください。
連絡先　　［　　　　　　　　　　　　　　　　　　　　　　　　　　　　　　　　　　］
ご退院時の担当ナース　［　　　　　　　　　　　　　　　　　　　　　　　　　　　　］

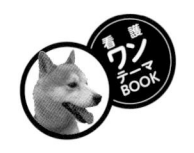

看護ワンテーマBOOK
説明できるエンゼルケア

著者	小林光恵
発行者	株式会社医学書院 代表取締役　金原　俊 〒113-8719　東京都文京区本郷 1-28-23 TEL 03-3817-5600（社内案内）
発行	2011年 8 月 1 日　第 1 版第 1 刷 ⓒ 2019年 8 月15日　第 1 版第 4 刷
印刷・製本	アイワード

本書に掲載する著作物の
複製権・翻訳権・上映権・譲渡権・貸与権・公衆送信権（送信可能化権を含む）は株式会社医学書院が保有します。

ISBN978-4-260-01436-6

本書を無断で複製する行為（複写，スキャン，デジタルデータ化など）は，「私的使用のための複製」など著作権法上の限られた例外を除き禁じられています．大学，病院，診療所，企業などにおいて，業務上使用する目的（診療，研究活動を含む）で上記の行為を行うことは，その使用範囲が内部的であっても，私的使用には該当せず，違法です．また私的使用に該当する場合であっても，代行業者等の第三者に依頼して上記の行為を行うことは違法となります．

JCOPY〈出版社著作権管理機構　委託出版物〉
本書の無断複製は著作権法上での例外を除き禁じられています．複製される場合は，そのつど事前に，出版社著作権管理機構（電話 03-5244-5088，FAX 03-5244-5089，info@jcopy.or.jp）の許諾を得てください．